Barbara Plaschka
Petra Linné

BAUCH WEG FÜR MÄNNER

Schlank werden ohne Diät

systemed

INHALT

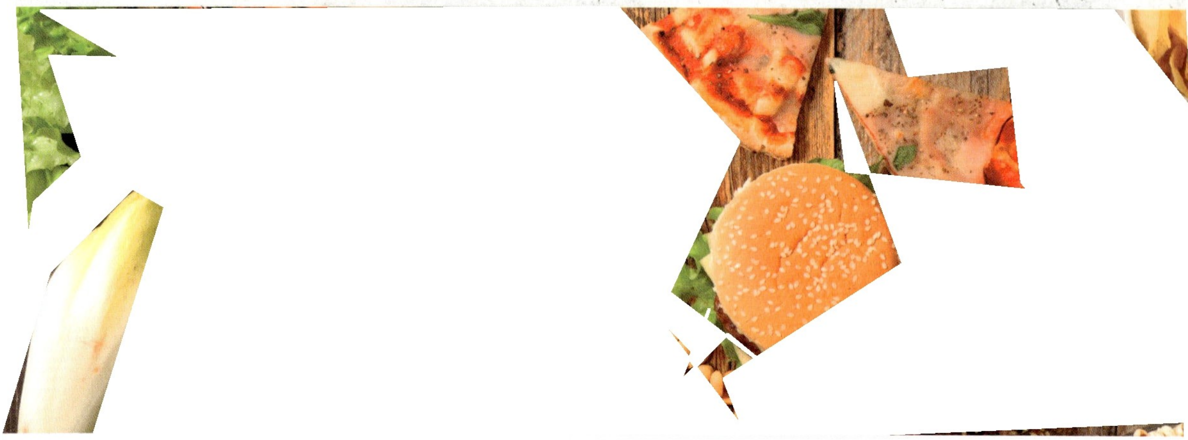

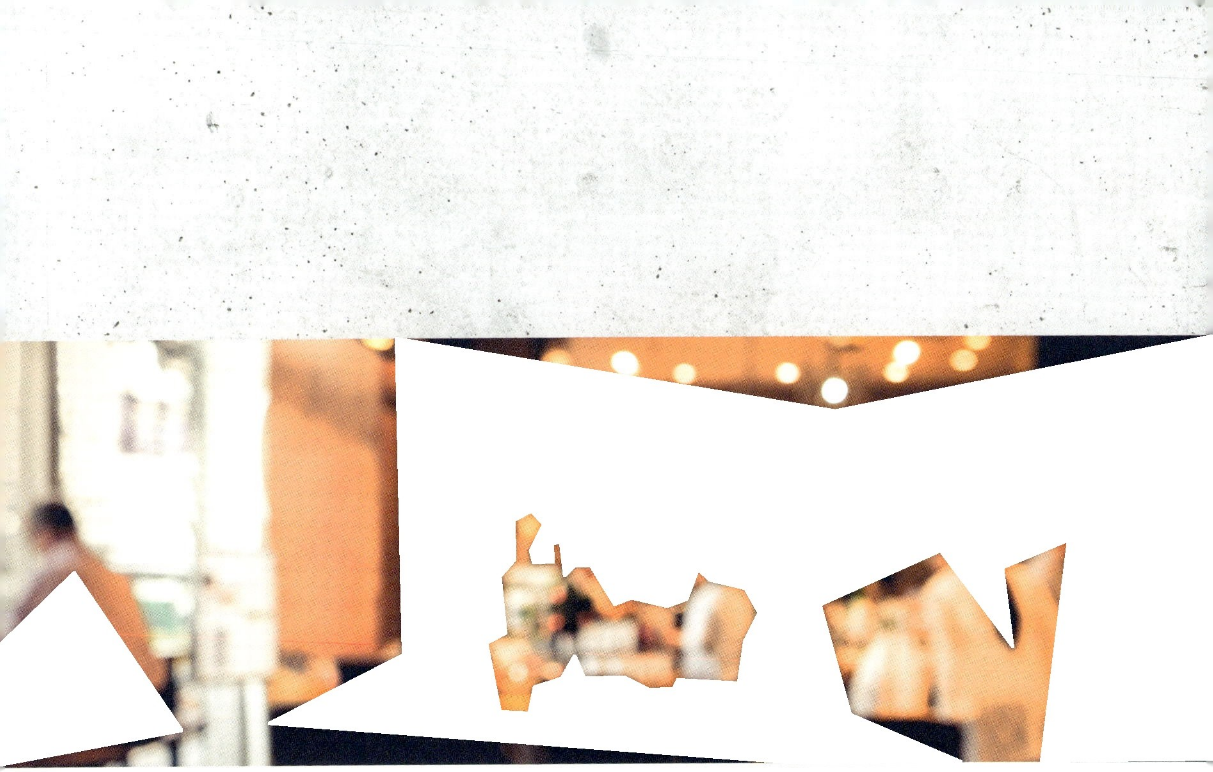

VORWORT

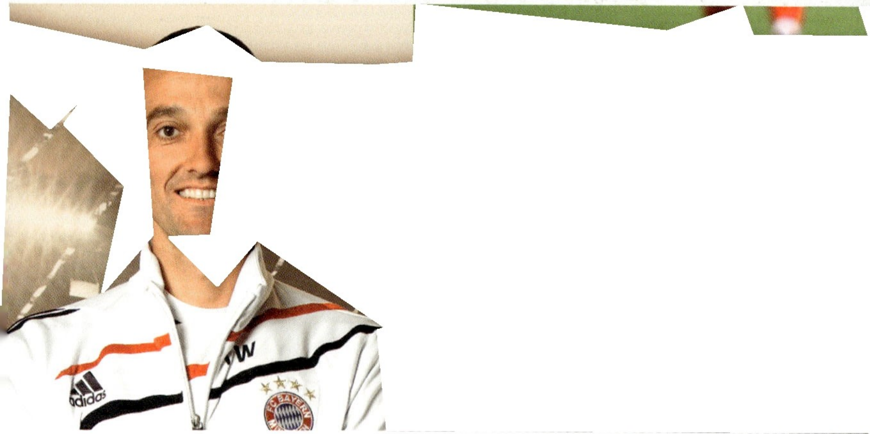

Liebe Leser,

in meinem Beruf habe ich den ganzen Tag mit Topathleten zu tun, bei denen sich die Problematik von Übergewicht und Bauchansatz natürlich nicht stellt. Auch der durchschnittliche 20-jährige Mann kennt diese Problematik in der Regel noch nicht. In diesem Alter kommen allein durch den bewegten Lebensstil die Ernährungssünden nicht so zum Tragen. Mit 30 entdeckt Man(n) den ersten Bauchansatz und mit 40 ist der (Wohlstands-) Bauch bei vielen von uns Männern häufig nicht mehr zu übersehen. Das liegt daran, dass die Bewegung durch berufliche Zwänge häufig zu kurz kommt, die Pastaportionen aber noch immer aus Zeiten sportlicher Höchstleistungen stammen. Selbst ehemalige Athleten haben nun plötzlich mit Figurproblemen zu kämpfen.

Die Lösung ist aber ganz einfach: Entweder Man(n) bewegt sich weiterhin so viel wie in den besten Zeiten oder es ist an der Zeit, die Zusammensetzung der Mahlzeiten zu überdenken. Hierbei kann sich jeder an die Empfehlungen der kohlenhydratreduzierten Ernährung nach der Flexi-Carb-Methode halten. Anhand des vorliegenden Buches können Sie sich sofort gute Tipps holen und viele eingefahrene Gewohnheiten aus dem Alltag sinnvoll zum Positiven verändern. Die Gerichte sind lecker und bringen Gesundheit und dauerhaften Erfolg! Sie werden sich schnell wohler fühlen und über mehr Energie und Leistungsfähigkeit verfügen – und das in allen Lebenslagen.

Als Fitnesstrainer liegt mir aber nicht nur Ihre richtige Ernährung am Herzen. Ausreichende Bewegung ist genauso wichtig und für Ihre Gesundheit einfach unerlässlich. Dies gilt nicht nur für Leistungs- und Spitzensportler!

»Bauch weg für Männer« ist der ideale Begleiter für alle modernen Männer. Das Buch ist zum Glück keine langatmige Gesundheitslektüre. Stattdessen zeigt es die alltäglichen »Ernährungsfallen« auf und bringt sie auf den Punkt. Somit können Sie ohne viel Aufwand ein aktives und vor allem ernährungsbewusstes Leben führen – und dies bald wieder ohne Bauch.

Ich wünsche Ihnen viel Spaß bei der Lektüre und maximalen Erfolg bei der Umsetzung Ihrer Ziele.

Ihr Thomas Wilhelmi
Fitness- und Rehatrainer
FC Bayern München

BEVOR ES LOSGEHT!

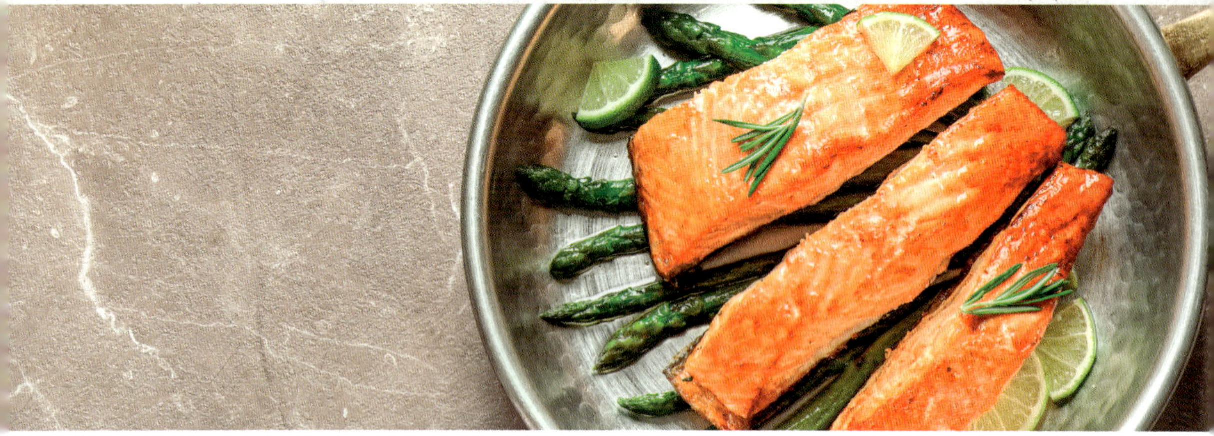

Die Themen Essen und Ernährung gewinnen in der Männerwelt immer mehr an Bedeutung. Lange Zeit war dieser Bereich allerdings vorwiegend weiblich besetzt. Man(n) hat sich damit nicht großartig beschäftigt. Dabei spielt der (Wohlstands-)Bauch des Mannes längst eine zentrale Rolle in der heutigen Gesellschaft. Und die Fallen, die zum Bauchwachstum führen, lauern überall. Doch damit soll jetzt Schluss sein: »Ein Mann – kein Bauch« lautet ab sofort Ihr Motto.

Sie haben sich ein ehrgeiziges, aber durchaus realisierbares Ziel gesetzt. Mit »Bauch weg für Männer« halten Sie einen Leitfaden in der Hand, der Sie durch die gängigsten Kohlenhydratfallen des Alltags begleitet. Nutzen Sie die beschriebenen Situationen, um sie mit Ihren persönlichen Ernährungsgewohnheiten zu vergleichen und diese Schritt für Schritt zu ändern. Mithilfe der Kohlenhydratangaben können Sie Ihre Mahlzeiten genau berechnen. Sie werden mit der Zeit ein Gefühl für die wahren Bauchgefahren entwickeln.

Und, liebe Männer, kein Angst! Abnehmen muss nicht zur Qual werden. Sie können sich beim Fußballabend mit den Freunden nach wie vor Ihr geliebtes Bierchen gönnen, Sie müssen sich künftig auch nicht stundenlang im Fitnessstudio abmühen, um Ihren Sixpack wieder sichtbar zu machen. Wenn Sie erst einmal wissen, wo Ihre ganz persönlichen Ernährungsfallen lauern, werden Sie mit wenigen Änderungen in Ihrem Ernährungsverhalten und mit ausreichend Bewegung künftig Ihren Gürtel wieder enger schnallen können.

Sich gut zu ernähren muss nicht aufwendig sein. Sie müssen auch kein Sternekoch sein. Aber sehr hilfreich kann es sein, wenn Sie Ihre tägliche Ernährung genauso gut planen wie Ihren Arbeitsalltag und Ihre Freizeit. Wenn Sie bereits am Vorabend wissen, dass der nächste Tag nur Junkfood bietet, planen Sie vor und nehmen Sie sich etwas Gutes und Leckeres von Zuhause mit – oder überlegen Sie geschickt Ihre Einkehrmöglichkeiten unterwegs. Auch mit der richtigen Portion Sport können Sie viele Fallen neutralisieren. Dieses Buch bietet Ihnen alltagstaugliche und leicht umsetzbare Rezepte und Tipps: vom Frühstück bis zum Abendessen, vom Geschäftsessen bis hin zum Candle-Light-Dinner. Sollten Sie jedoch keine Lust und/oder Zeit auf die eigene Küche haben, werden Sie auch auf den Speisekarten im Restaurant schnell die »Bauch-Fallen« entlarven lernen. So können Sie auch unterwegs Ihren überflüssigen Kilos den Kampf ansagen.

Wir wünschen Ihnen nicht nur viel Spaß beim Schmökern in diesem Buch, sondern vor allem viel Erfolg bei Ihrem Vorhaben »ein Mann – kein Bauch«.

Ihre Barbara Plaschka und Petra Linné

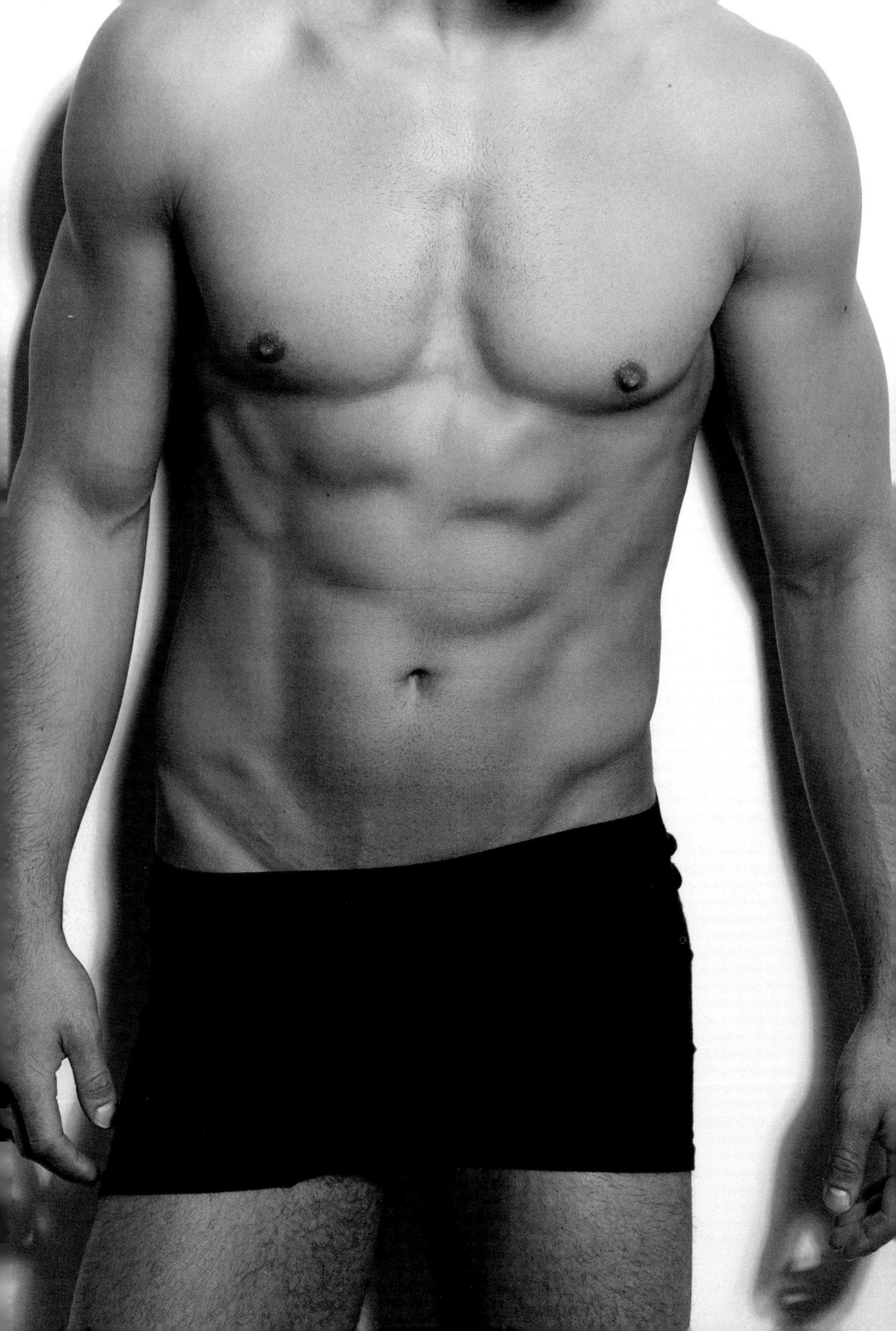

EIN MANN – EIN BAUCH

Grundlagen für Ihr »Bauch-weg-Projekt«

EIN MANN – EIN BAUCH

Sixpack oder Wohlstandsbauch

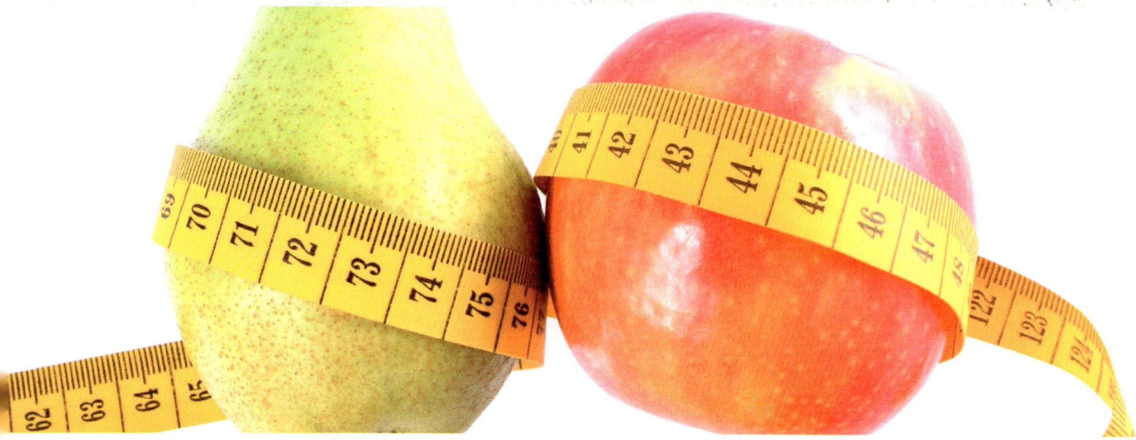

Apfeltyp oder Birnentyp?

In letzter Zeit gerät er bei Ihnen immer mehr in den Mittelpunkt. Erst ist die Hose zu eng, dann spannt das Hemd und zu guter Letzt müssen Sie sogar noch Ihre Knöpfe am Sakko versetzen lassen. Längst hat er eine herausragende Position eingenommen: Ihr (Wohlstands-)Bauch. Von Ihrem einstigen Sixpack ist nicht mehr viel übrig geblieben. In der Medizin spricht man von einer erhöhten Ansammlung viszeralen Fetts. Dies ist die Folge der angenehmen Vorteile unserer Zeit. Ihr Auto verbraucht mittlerweile mehr Energie als Sie. Es herrscht Bewegungsmangel bei gleichzeitig großem Kalorienangebot. Genau hierin liegt die Ursache für Übergewicht. Beim Mann sammeln sich diese Pfunde vermehrt im Bauchraum an. Dies wird in der Literatur als sogenannte »Apfelform« bezeichnet. Typisch hierfür sind schlanke Oberschenkel und ein schlankes Gesäß, allerdings zu viel Volumen in der Leibesmitte.

Der Apfeltyp

- speichert Körperfett in der Körpermitte (Bauch- und Brustbereich)
- hat eine schlanke Hüfte
- kommt bei Männern häufiger vor als bei Frauen

Gesundheitsrisiko »Apfeltyp«

Nicht Übergewicht allein, sondern die Ansammlung der Fettpolster im Bauchraum stellt ein erhöhtes gesundheitliches Risiko dar. Hierbei geht es vor allem um Herz-Kreislauf-Erkrankungen wie Herzinfarkt und Schlaganfall, aber auch um Diabetes mellitus Typ 2. Zu einer exakten ärztlichen Diagnose gehört selbstverständlich ein aussagefähiges Blutbild. Doch selbst die alleinige Betrachtung des Bauchumfangs hat eine hohe Aussagekraft bezüglich des gesundheitlichen Risikos.

Folgende Zivilisationserkrankungen können u. a. durch zu viel Bauchfett begünstigt werden:

- Bluthochdruck
- Arteriosklerose
- Herzinfarkt
- Schlaganfall
- Thrombose
- Lungenembolie
- Gallensteine
- Gicht
- Diabetes mellitus Typ 2
- Fettstoffwechselstörungen
- Depressionen
- erhöhtes Tumorrisiko
- Fettleber
- nächtliche Atemstörungen

Männerklassen

Die Weltgesundheitsorganisation (WHO) klassifiziert bei Männern folgende Bereiche:

94–102 cm Bauchumfang
erhöhtes Risiko für Herz-Kreislauf-Erkrankungen

> 102 cm Bauchumfang
stark erhöhtes Risiko für Herz-Kreislauf-Erkrankungen

Ob aus Eitelkeit oder Gesundheitsvorsorge – Sie sollten sich mit Ihrem Bauchumfang auseinandersetzen.

Der Birnentyp

- speichert Körperfett im Gesäß und an den Oberschenkeln
- hat eine schlanke Taille
- kommt bei Frauen häufiger vor als bei Männern

DEN BAUCHUMFANG MESSEN

Kennen Sie Ihre Maße?

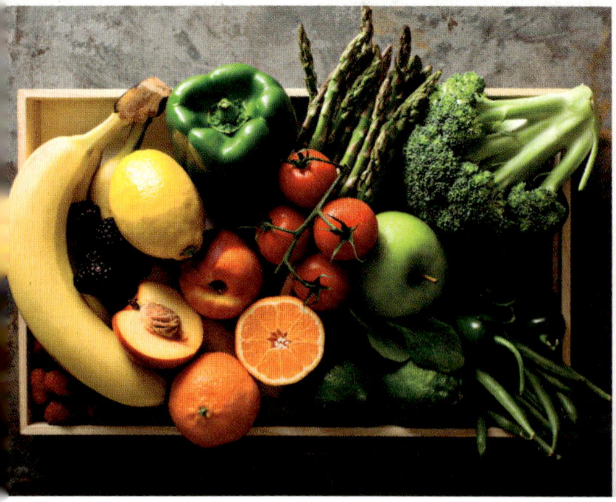

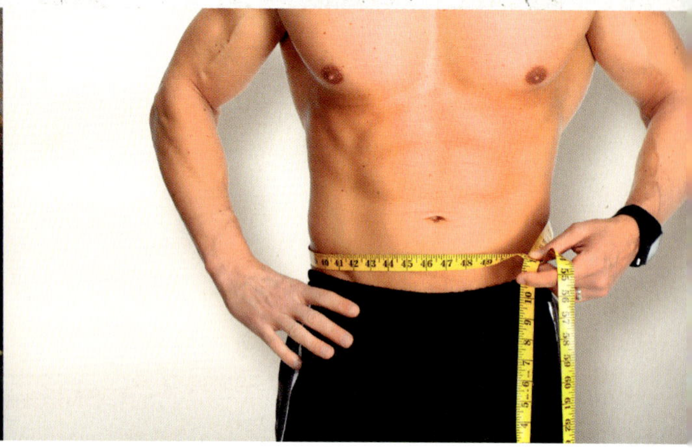

So messen Sie richtig

Stellen Sie sich hin und machen Sie den Oberkörper frei. Eine Messung im Sitzen oder mit einem dicken Pullover verfälscht das Ergebnis zu Ihren Lasten. Fühlen Sie die Stelle Ihres unteren Rippenbogens und dann die Stelle Ihres Beckenkamms. Genau in der Mitte dieser beiden Punkte sollten Sie messen. Der Bauchnabel ist leider nur eine schwache Orientierungshilfe. Er kann bei übermäßigen Fettpolstern zu weit unten liegen. Führen Sie das Maßband auf der genannten Linie um Ihren Bauch herum. Nun atmen Sie leicht aus, während Sie den Wert am Maßband ablesen. Den Bauch einziehen gilt natürlich nicht.

Messung mit dem Zollstock!

Sie können im Nähkästchen Ihrer Frau und auch in Ihrem Werkzeugkasten kein Maßband finden? Dann nehmen Sie doch einfach den Zollstock, eine Rolle Paketschnur und eine Schere. Legen Sie statt des Maßbands die Paketschnur um den Bauch und schneiden Sie sie an dem gemessenen Punkt ab. Dann halten Sie die Schnur an den Zollstock und lesen den Wert Ihres Bauchumfangs ab.

Werte bis 94 Zentimeter

Herzlichen Glückwunsch! Ihr Bauchumfang befindet sich im grünen Bereich. Auch wenn Sie sich noch nicht mit Fettpölsterchen rumschlagen müssen, können Sie gern anhand der zahlreichen Tipps in diesem Buch Ihre Ernährungsgewohnheiten genauer unter die Lupe nehmen. Vielleicht gibt es ja noch die eine oder andere Mahlzeit, die Sie im Hinblick auf Vitalstoffe optimieren können.

Werte von 94 bis 102 Zentimeter

Sie liegen mit Ihrem Bauchumfang im gelben Bereich und tragen bereits ein erhöhtes Risiko im Hinblick auf Herz-Kreislauf-Erkrankungen. Jeder Zentimeter, den Sie verlieren, ist Gold wert. Sie brauchen sich hierfür nicht mit einer Nulldiät zu kasteien. Nehmen Sie die Anregungen des Buches als Ansporn, schrittweise – dafür aber langfristig – Ihre Gewohnheiten zu verändern. Ihr Bauchumfang wird sich mit der Zeit merklich reduzieren.

Werte von über 102 Zentimetern

Angesichts Ihrer Werte von über 102 Zentimetern liegen Sie im **roten** Bereich und tragen ein stark erhöhtes Risiko im Hinblick auf Herz-Kreislauf-Erkrankungen. Sie sollten Ihr Augenmerk auf die Reduktion der Fettpolster im Bauchbereich legen. Leichter gesagt als getan, denken Sie. Womöglich haben Sie durch zahlreiche Hungerkuren mit anschließendem Jo-Jo-Effekt erst Ihre Pfunde angesammelt. Jetzt halten Sie ein Buch in Händen, das Sie schrittweise durch den Alltag mit all seinen Ernährungsfallen begleitet. Lassen Sie sich auf die zahlreichen genussvollen Alternativen ein und verabschieden Sie sich von Ihrem Bauchfett.

Bauchumfang unabhängig von der Körpergröße

Diese Werte gelten für kleine wie für große Männer. Sie ergeben sich aus dem Bauchfett, das die inneren Organe umgibt, und sind daher unabhängig von der Körpergröße.

DIE HEIßHUNGERSPIRALE

Kohlenhydrate und Insulin

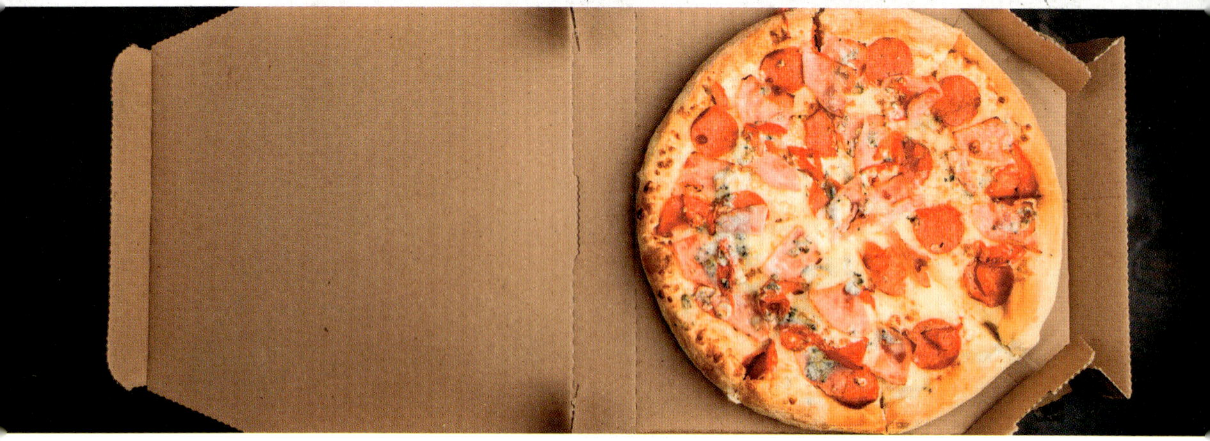

Raus aus der Heißhungerspirale

Sie möchten Ihrem Bauchring konsequent zu Leibe rücken? Sie möchten Pfunde verlieren und dabei auf keinen Fall hungern? Dann ist es wichtig, dass Sie aus der Heißhungerspirale ausbrechen. Sehen Sie sich zuerst einmal an, wie es überhaupt zur Heißhungerspirale kommt.

- Sobald wir Nahrungsmittel mit einem hohen Zucker- bzw. Kohlenhydratanteil essen, erhöht sich unser Blutzuckerspiegel.
- Auf einen erhöhten Blutzuckerspiegel folgt die Ausschüttung des Hormons Insulin aus der Bauchspeicheldrüse. Das Hormon wirkt wie ein Schlüssel an unseren Zellen. Die Zelltüre wird geöffnet und der Zucker kann in der Zelle als Energiequelle genutzt werden.
- Durch die übersteigerte Insulinproduktion sinkt der Blutzuckerspiegel schnell wieder ab. Innerhalb kurzer Zeit verspüren Sie wieder Hunger und greifen zum nächsten zuckrigen Snack.
- Insulin – das »Masthormon«: Bei übermäßigem Kohlenhydratangebot und gleichzeitigem Bewegungsmangel fördert Insulin die Fetteinlagerung im Fettgewebe und lässt somit den Bauchring von Jahr zu Jahr größer werden.

Bauchringwachstum durch Heißhungerspirale

- Die kurzfristige Sättigung lässt Sie schnell wieder zum nächsten Snack greifen. Über den Tag gesehen summieren sich hier zu viele Kalorien.
- Hohe Blutzuckerschwankungen rufen das »Masthormon« Insulin auf den Plan, welches Fetteinlagerungen unterstützt.

Gewusst wie!

Sie fragen sich gerade, wie Sie es schaffen sollen, leckere Gerichte zu schlemmen und gleichzeitig das »Masthormon« Insulin zu meiden? Dies ist ganz einfach! Es kommt auf die schlaue Kombination der Lebensmittel auf Ihrem Teller an:

Gemüse und Eiweiß, zubereitet mit wertvollem Pflanzenöl – die untrennbare Kombination, wenn es um lang anhaltende Sättigung und die optimale Versorgung Ihrer 80 Billionen Körperzellen geht.

Bauch weg durch lang anhaltende Sättigung

- Aufgrund der lang anhaltenden Sättigung fallen die vielen kleinen Zwischenmahlzeiten aus und Sie sparen somit über den Tag hinweg einiges an Kalorien ein.
- Eine optimale Versorgung der Zellen mit Energie lässt Sie aktiver sein und fördert durch einen angekurbelten Fettstoffwechsel das Schmelzen des gefährlichen Bauchfetts.

Heißhungerspirale

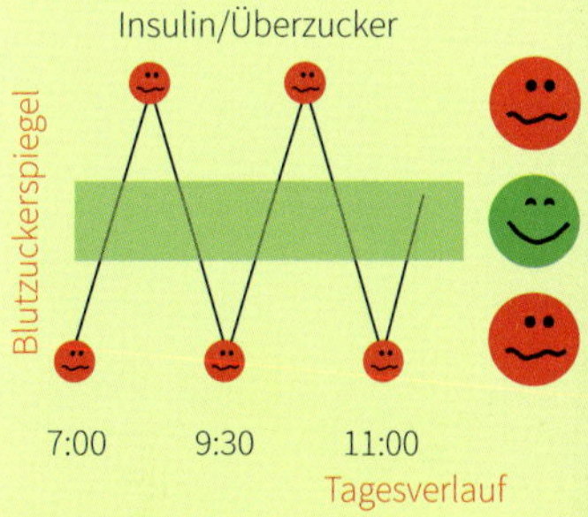

Sie fühlen sich unwohl, da Sie entweder eine Über- oder Unterzuckerung erleben.

Lang anhaltende Sättigung

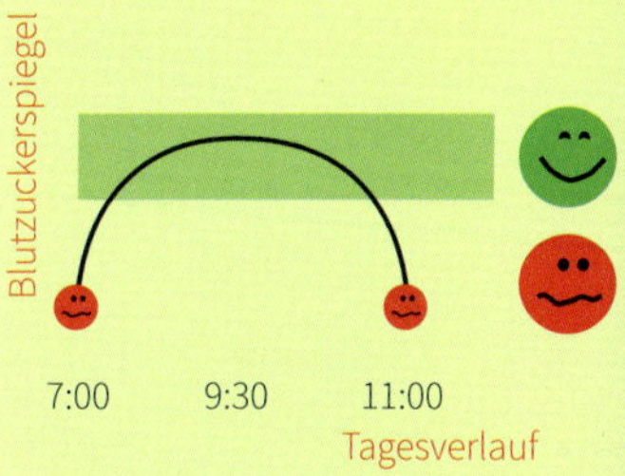

Sie fühlen sich wohl, da Ihr Blutzucker lange Zeit im idealen Bereich liegt und Ihr Körper optimal versorgt wird.

DIE FLEXI-CARB-PYRAMIDE

Einfach anders essen

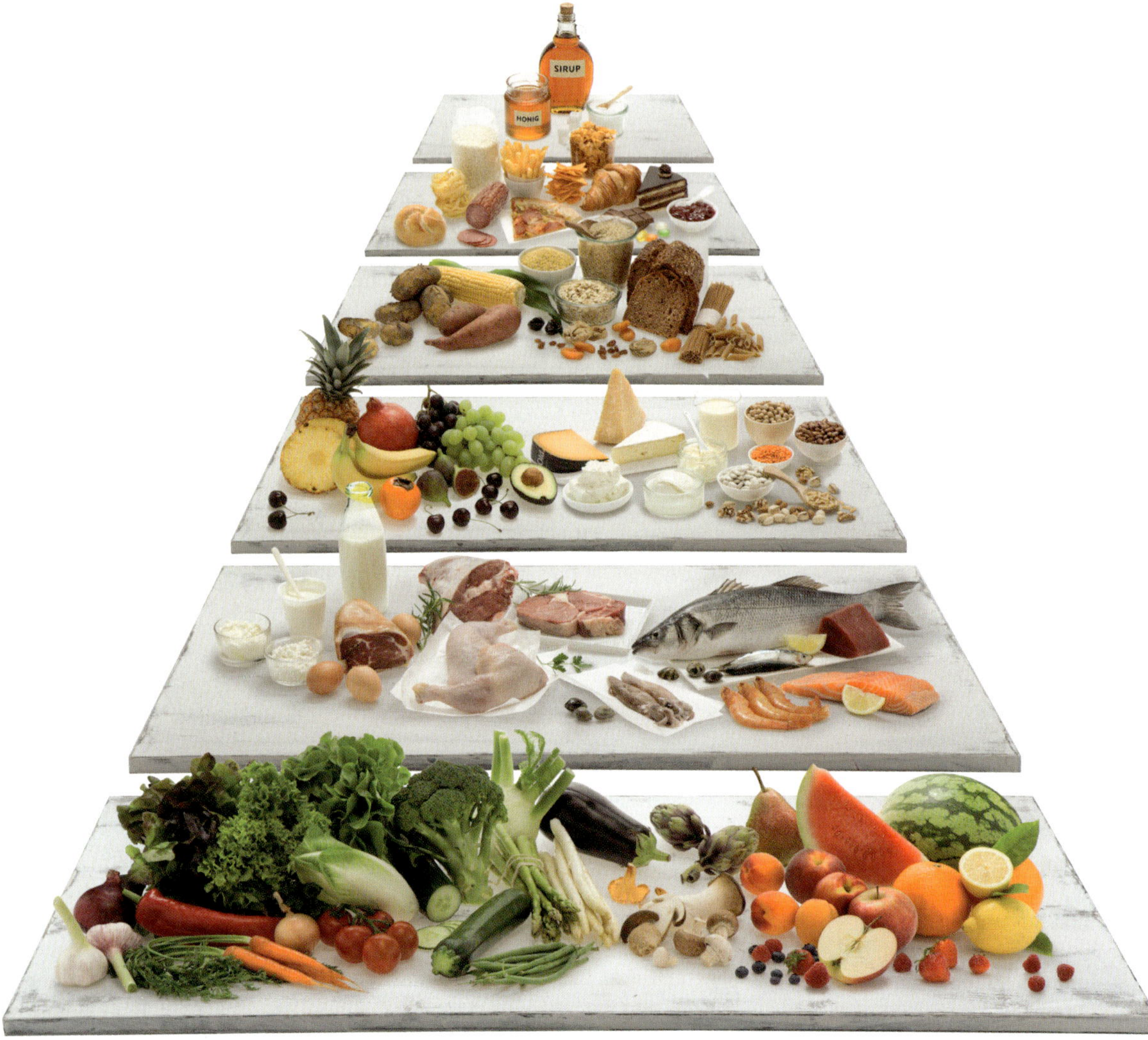

Die Ernährungsempfehlungen dieses Buches basieren auf der Ernährungspyramide der Flexi-Carb-Methode.

Was heißt Flexi-Carb?

Flexi-Carb ist die von Dr. Nicolai Worm entwickelte zeitgemäße Ernährungsempfehlung, die uns nach neuesten wissenschaftlichen Erkenntnissen am besten vor Übergewicht, Stoffwechselstörungen, Diabetes und Herz-Kreislauf-Erkrankungen schützt (*Flexi-Carb* von riva). Die Basis der Flexi-Carb-Methode ist ein moderner, mediterraner Ernährungsstil mit viel Gemüse, wertvollen Ölen und ausreichend eiweißhaltigen Lebensmitteln. Die Menge der Kohlenhydrate wird flexibel gestaltet – angepasst an den jeweiligen Lebensstil. Je mehr Bewegung in unserem Alltag ist, umso mehr kohlenhydrathaltige Lebensmittel können wir in den Speiseplan integrieren.

Mit Flexi-Carb genießen Sie variantenreiche Mahlzeiten, die den Blutzuckerspiegel konstant halten und vor Heißhungerattacken schützen. Der beste Weg, um dem Bauchfett den Kampf anzusagen.

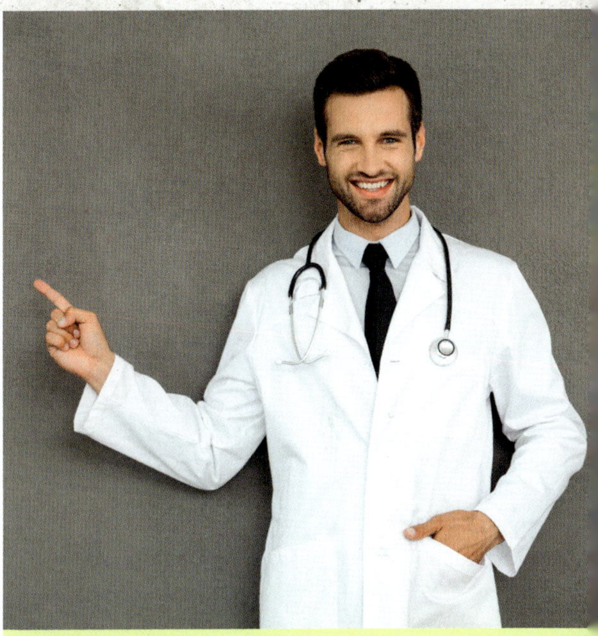

Die Eckpfeiler von Flexi-Carb

- Gemüse, Obst und gesunde Öle bilden die Basis.
- Alle Speisen sind reich an Ballaststoffen, Vitaminen und Mineralstoffen.
- Eiweißreiche Lebensmittel, wie z. B. Fisch, mageres Fleisch, Milchprodukte, Hülsenfrüchte, Nüsse oder Eier, gehören zu jeder Mahlzeit dazu.
- Kohlenhydrathaltige Lebensmittel, wie Vollkornprodukte aus Brot, Nudeln, Reis und Kartoffeln, werden entsprechend der täglichen Bewegung flexibel eingesetzt.

ESSEN UND GENIEẞEN

nach der Flexi-Carb-Pyramide

Die bunte Basis: Gemüse und Obst

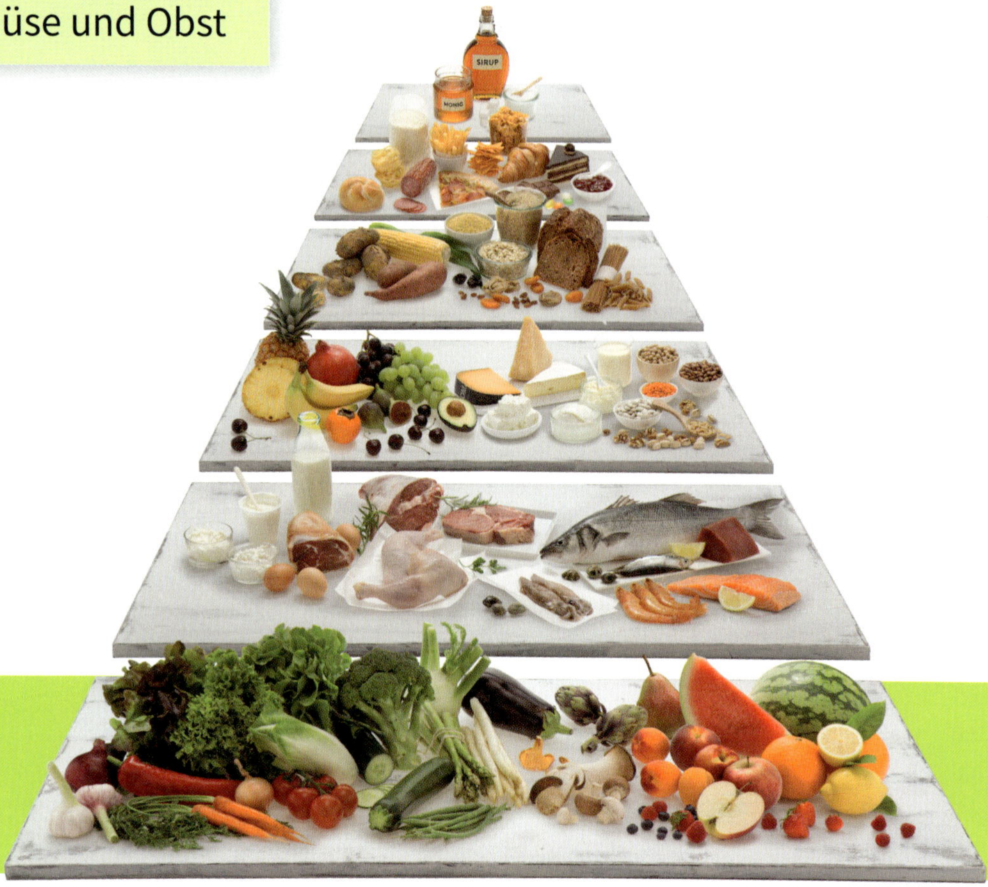

Oft genießen: Gemüse, Obst und gutes Öl

Die Lebensmittel auf der untersten Stufe der Flexi-Carb-Pyramide dürfen und sollen Sie oft zu sich nehmen. Die Weltgesundheitsorganisation und auch die Deutsche Krebsgesellschaft empfehlen fünf Portionen Gemüse und Obst am Tag. Den Schwerpunkt bildet hierbei das Gemüse mit mindestens drei Portionen täglich, Obst dürfen Sie zweimal am Tag genießen. Eine Portion bemisst sich danach, was in Ihre Hand passt.

Eine kräftige Männerhand kann demnach mehr aufnehmen als eine Kinderhand.

Beachten Sie!
Fett ist nicht gleich Fett
und Öl ist nicht gleich Öl!
Deshalb hier unsere Empfehlung:
Olivenöl, Rapsöl und Butter gehören in jede Küche, gut sind auch Walnussöl und Leinöl. Weniger verwenden sollten Sie Sonnenblumen- oder Maiskeimöl und die industriell hergestellte Margarine.

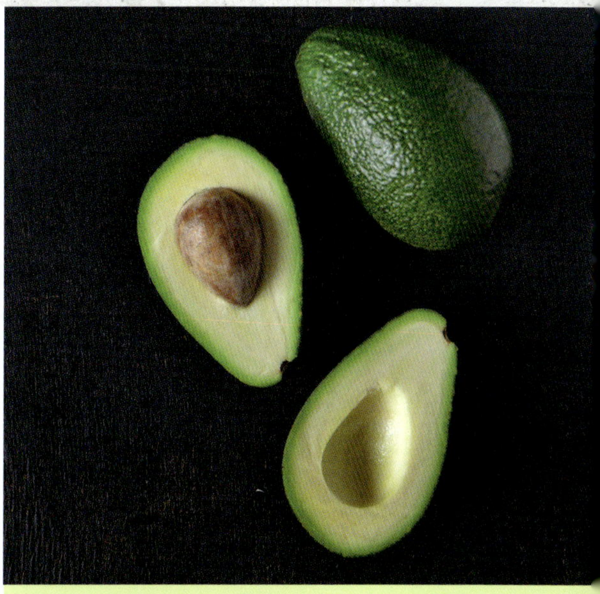

Avocado, Öle und Butter
Der Salat mit einem Esslöffel Olivenöl, ein Stück Butter in die Gemüsepfanne, Ihr Steak angebraten in Rapsöl oder ein Dip aus Avocadocreme mit Zitrone. Da läuft Ihnen das Wasser im Mund zusammen?
Verständlich, denn Fett trägt ganz erheblich zum guten Geschmack der Speisen bei. Aber nicht nur das:
Fett ist Balsam für Ihren Körper und trägt erheblich zur Sättigung bei.

Gemüse – für fitte Männer und ihren Sixpack

Nur keine Scheu – Sie dürfen hier zulangen, und zwar so viel Sie wollen und bei allem, was Ihnen schmeckt. Sie brauchen aber nicht in den rohen Blumenkohl zu beißen oder am Petersiliensträußchen zu knabbern. Denn Gemüse ist schnell lecker zubereitet, sodass Sie es bald auf Ihrem Speiseplan nicht mehr missen wollen.

Sie können aus Gemüse nicht nur frische und knackige Salate anrichten, sondern auch hervorragende Hauptgerichte, kleine Häppchen, Gemüsebeilagen oder raffinierte Suppen zaubern.

ESSEN UND GENIEßEN

nach der Flexi-Carb-Pyramide

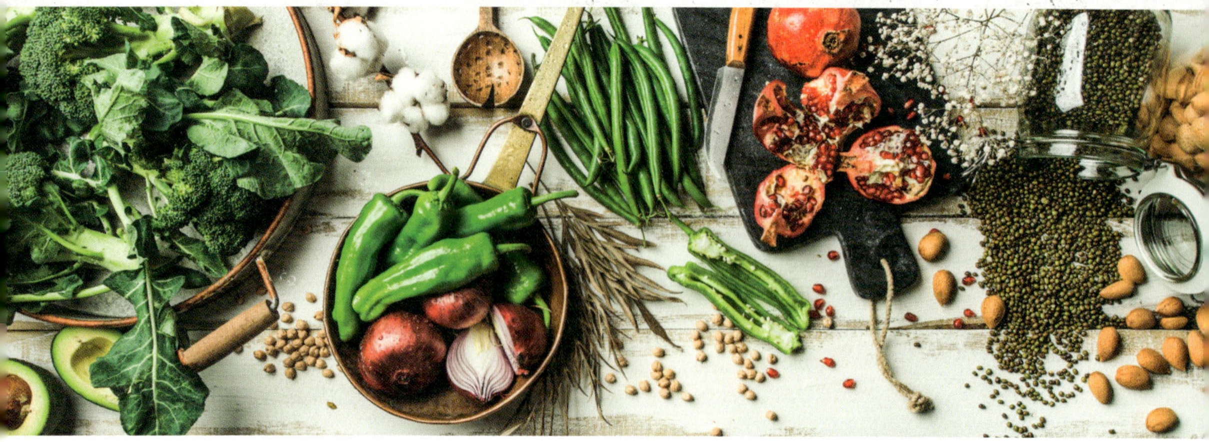

Täglich mehrfach genießen: drei Gemüseportionen am Tag

Probieren Sie doch einmal den Selleriesalat mit Avocadoscheiben oder einen Salat aus jungem Spinat mit frisch geriebenem Parmesan. Auch warme Auberginen-Feta-Happen sind leicht zubereitet, genauso wie eine geeiste Joghurt-Gurken-Suppe oder eine Karottensuppe mit Koriander.
Ein weiterer Vorteil von Gemüse: Sie nehmen viel Flüssigkeit auf und tun so ganz nebenbei noch etwas für Ihren Wasserhaushalt. Drei Gemüseportionen am Tag sollten es sein. Viel Spaß beim Experimentieren! Anregungen und Rezepte finden Sie im Kapitel »Rezepte« ab Seite 122.

Fällt Ihnen etwas auf?
Es geht hierbei nicht um fade gedünstete Schonkost. Die geschickte Kombination aus buntem Gemüse mit wertvollem Öl, pikantem Käse oder Naturjoghurt macht eine abwechslungsreiche und leckere Mahlzeit aus.

Übrigens: Sie sollten in Ihrer Tiefkühltruhe immer gefrorenes, bereits klein geschnittenes Bio-Gemüse aufbewahren. So können Sie im Handumdrehen mit einem Stück Butter oder Olivenöl in der Pfanne leckeres Gemüse zaubern. Mit Kräutersalz abschmecken oder frische Kräuter darübergeben – und fertig ist das Pfannengemüse.

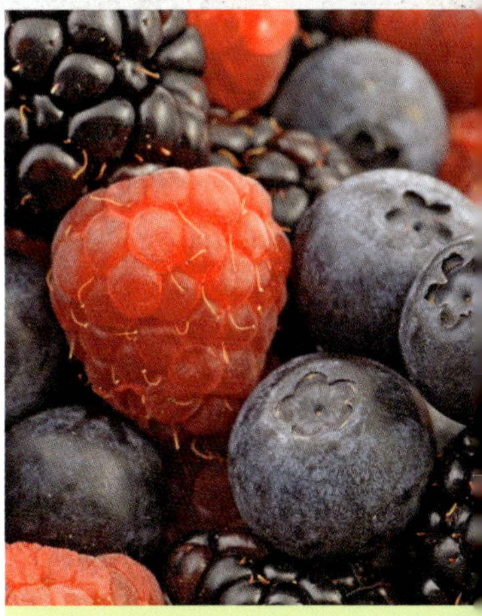

Mit gefrorenen Beeren können Sie schnell auch außerhalb der Sommermonate einen leckeren Beerenjoghurt oder eine Quarkspeise zubereiten.

Obst – für mehr Vitalität

Schnell noch einen Apfel in die Hand, bevor Sie aus der Tür gehen! Je offensichtlicher Sie Ihre gut gefüllte Obstschale zu Hause platzieren, umso eher denken Sie daran, sich dort zu bedienen.

Himbeeren oder Blaubeeren …

Oder halten Sie doch kurz beim Obststand an und kaufen Sie sich, worauf Sie gerade Lust haben. Später im Büro freuen Sie sich, wenn Sie die frischen Brombeeren, Himbeeren oder Blaubeeren aus der Schale naschen können. Keine Beerensaison? Dann nutzen Sie das große Angebot an Tiefkühlbeeren. Aber achten Sie unbedingt darauf, dass kein Zucker zugesetzt wurde.

Manche Obstsorten haben sehr viel Fruchtzucker und können so auf Umwegen wieder in Ihrem Bauchring landen. Deshalb halten Sie sich bei Bananen, Weintrauben, Feigen, Datteln und Mangos lieber zurück. Dasselbe gilt übrigens für Fruchtsmoothies: Äpfel, Birnen, Kiwis und alle Beerensorten sind eher zuckerarm und somit als erfrischende Begleiter für Ihren anstrengenden Tag besser geeignet.

ESSEN UND GENIEßEN

nach der Flexi-Carb-Pyramide

Eiweißlieferanten: tierische und pflanzliche Quellen

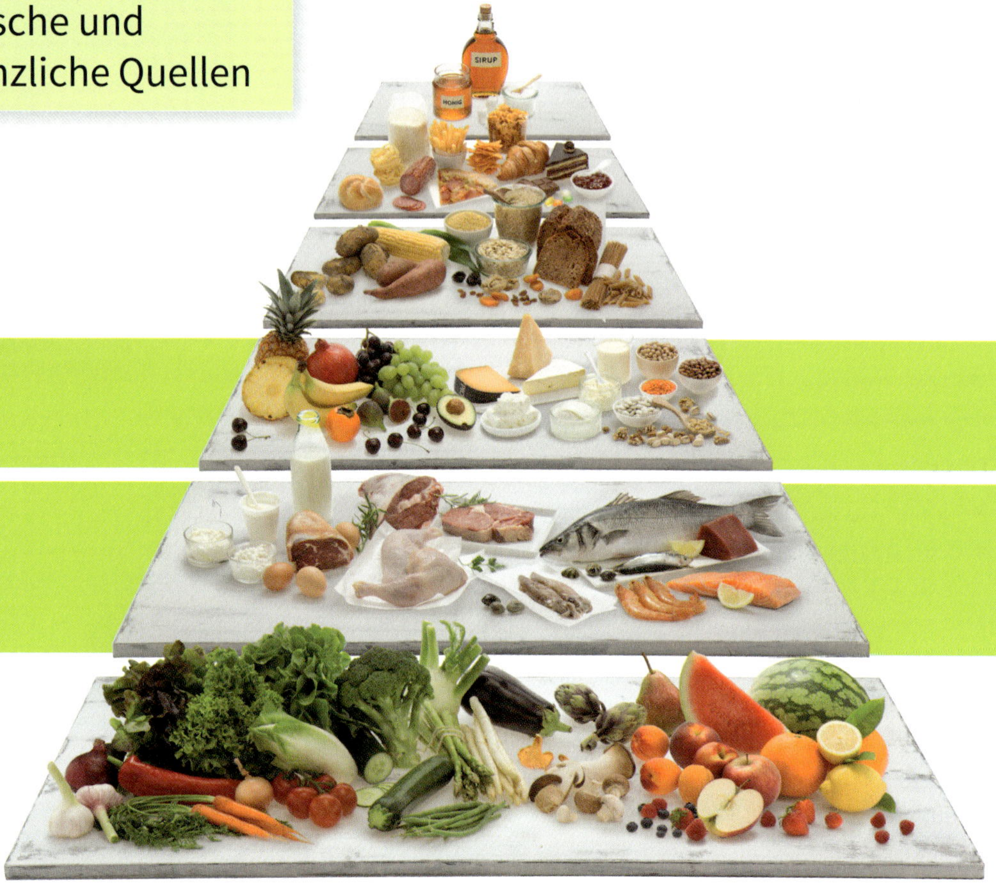

Täglich mehrfach genießen: eiweißhaltige Lebensmittel

Sie sollten nach Möglichkeit zu jeder Gemüsemahlzeit etwas Eiweißhaltiges essen. Wählen Sie hierbei aus dem breiten Spektrum von Milch, Milchprodukten, Eiern, magerem Fleisch, Fisch, Nüssen und Hülsenfrüchten Ihre Favoriten aus. Wenn Sie abnehmen wollen, ist Eiweiß ganz besonders wichtig. Essen Sie zu wenig davon, besteht die Gefahr, dass Sie Ihre Muskulatur und nicht das Bauchfett abbauen. Das ist sicher nicht Ihr Ziel.

Milch, Joghurt, Quark und Co.: für starke Muskeln

Ein Apfelquark mit Zimt, ein Beerenmilchshake, ein Naturjoghurt mit Nektarine oder auch ein herzhafter Kräuterquark mit geräucherter Lachsforelle – die sogenannten Milchprodukte lassen sich geschmacklich vielfältig zubereiten. Ihrer Fantasie sind da keine Grenzen gesetzt.

Das sollten Sie beachten:

- Gönnen Sie sich die Vollmilch mit 3,5 Prozent Fett.
- Entscheiden Sie sich für einen Naturjoghurt mit 3,5 Prozent Fett und mischen Sie frische Früchte darunter. Die fertigen Fruchtjoghurts enthalten oft sehr viel Zucker und wenig echte Früchte. So mancher Becher Fruchtjoghurt hat genauso viel Zucker wie eine halbe Tafel Vollmilchschokolade.
- Verzichten Sie auf alle Lightprodukte. Das Kleingedruckte auf der Rückseite verrät Ihnen, dass der Joghurt zwar fett-, aber nicht zuckerarm ist.

Das Märchen vom bösen Ei

»Eier darf ich doch nicht essen. Die haben viel zu viel Cholesterin.« So lautet in der Regel der Einwand, wenn wir Gemüseomelett mit Schinken und Rührei mit Tomaten und Räucherlachs empfehlen. Es muss hier einmal deutlich gesagt werden: Das Ei ist ein gesundes Lebensmittel mit der höchsten Eiweißqualität und zahlreichen Mineralstoffen und Vitaminen.

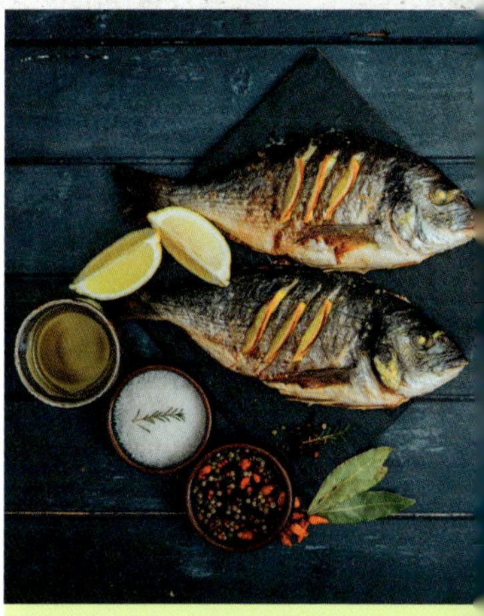

Weitere Vorteile von Eiweiß

- Eiweiß hält Sie länger satt.
- Eiweiß stabilisiert Ihren Blutzucker und verhindert Heißhungerattacken auf Süßes.
- Für die Verdauung von Eiweiß braucht Ihr Körper mehr Energie als bei kohlenhydrat- und fettreichen Lebensmitteln.

ESSEN UND GENIEßEN

nach der Flexi-Carb-Pyramide

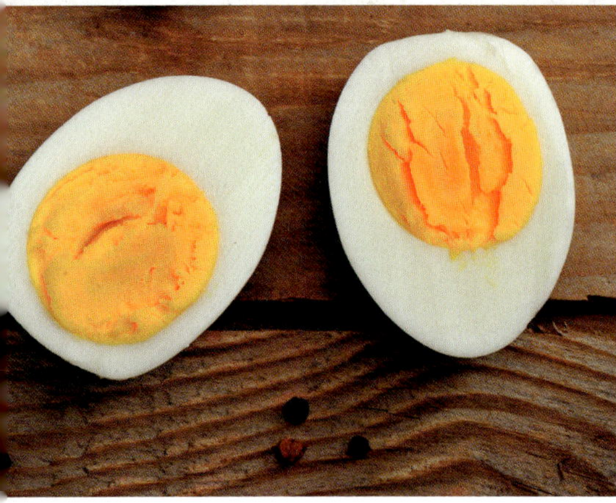

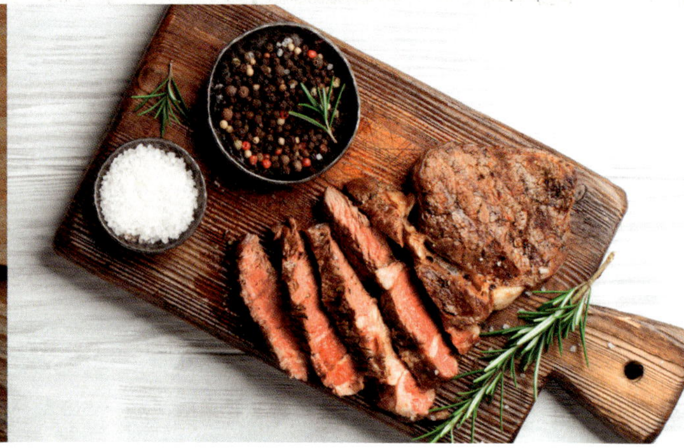

Genießen Sie Ihr Frühstücksei!

Das Ei hat keinen nennenswerten Einfluss auf Ihren Cholesterinspiegel, da ein gesunder Körper die eigene Cholesterinproduktion einschränkt, wenn mehr Eiweiß über die Nahrung zugeführt wird. Auch führt das im Ei enthaltene Lecithin dazu, dass das durch die Nahrung aufgenommene Cholesterin größtenteils wieder ausgeschieden wird.

Also: Genießen Sie Ihr Frühstücksei, kreieren Sie Ihr Lieblingsomelett und für den kleinen Hunger zwischendurch ein hart gekochtes Ei.

Lust auf Fleisch

Sie dürfen Ihrer Lust auf Fleisch gern nachgehen, solange Sie mageres Fleisch wählen. Gönnen Sie sich lieber zwei- bis dreimal die Woche ein gutes Stück Fleisch vom Metzger statt abgepackte Fleischware aus dem Supermarkt. Artgerechte Tierhaltung und vor allem Fütterung machen sich bei der Fleischqualität bemerkbar. Ganz besonders zu empfehlen ist daher Wildfleisch, da sich die Tiere nicht nur natürlich ernähren, sondern sich bei der Nahrungssuche ausreichend bewegen müssen.

Frisch wie Fisch

Greifen Sie häufiger zu Fisch. Fisch liefert Ihnen neben hochwertigem Eiweiß auch viele gute Fettsäuren. Ein leckeres Fisch gericht ist schnell im Ofen, in der Pfanne oder auf dem Grill zubereitet. Auch geräucherte Fische dürfen Sie sich ab und zu schmecken lassen.

Nüsse – harte Schale, weicher Kern

Besonders die Walnuss sollten Sie sich nicht entgehen lassen. Diese enthält nicht nur wertvolle Fettsäuren und hochwertiges Eiweiß, sie ist auch in der Lage, den Cholesterinspiegel zu senken. Nüsse schmecken in Joghurt- und Quarkspeisen, auf Salaten, zu Käsegerichten oder einfach als Snack zwischendurch.

Hier geht es immer um frische Nussmischungen, nicht um geröstete Nüsse.

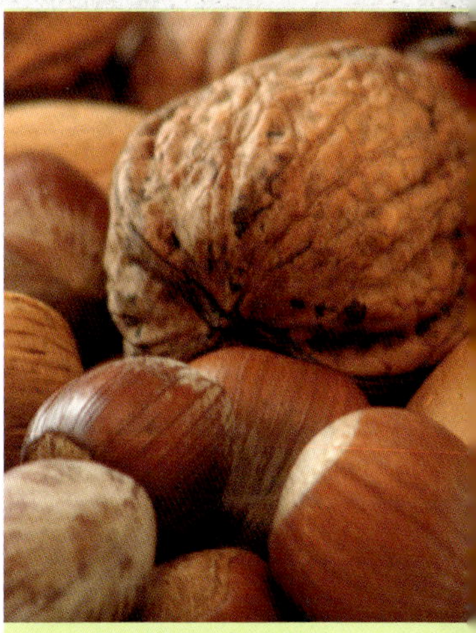

Vorsicht!

Achten Sie beim Kauf von Nussmischungen auf eine lichtgeschützte, wiederverschließbare Verpackung – so bleiben die Nüsse länger frisch. Der Umwelt zuliebe punkten die Nüsse in ihrer natürlichen Verpackung, der Schale. Und nicht die ganze Packung verzehren – die kann eine ganz schöne Kalorienbombe sein!

Erbsen, Linsen, Bohnen – ganz wie früher

Linseneintopf, Bohneneintopf oder eine deftige Erbsensuppe – Ihre Mutter wusste schon, was gut ist. Wann immer Sie die Gelegenheit haben, gönnen Sie sich einen Eintopf aus Hülsenfrüchten. Auch einen Erbsen- oder Bohneneintopf aus der Dose können Sie ab und zu mal wählen, denn der hohe Eiweißanteil und auch die Ballaststoffe bleiben selbst in der Dose bestehen.

Einmal zubereitet – mehrfach genossen:
Der Vorteil an Eintöpfen ist, dass sie meistens am zweiten Tag noch besser schmecken und sich wunderbar einfrieren lassen. Also unbedingt immer mehrere Portionen zubereiten.

ESSEN UND GENIEßEN

nach der Flexi-Carb-Pyramide

Dickmacher bei zu wenig Bewegung

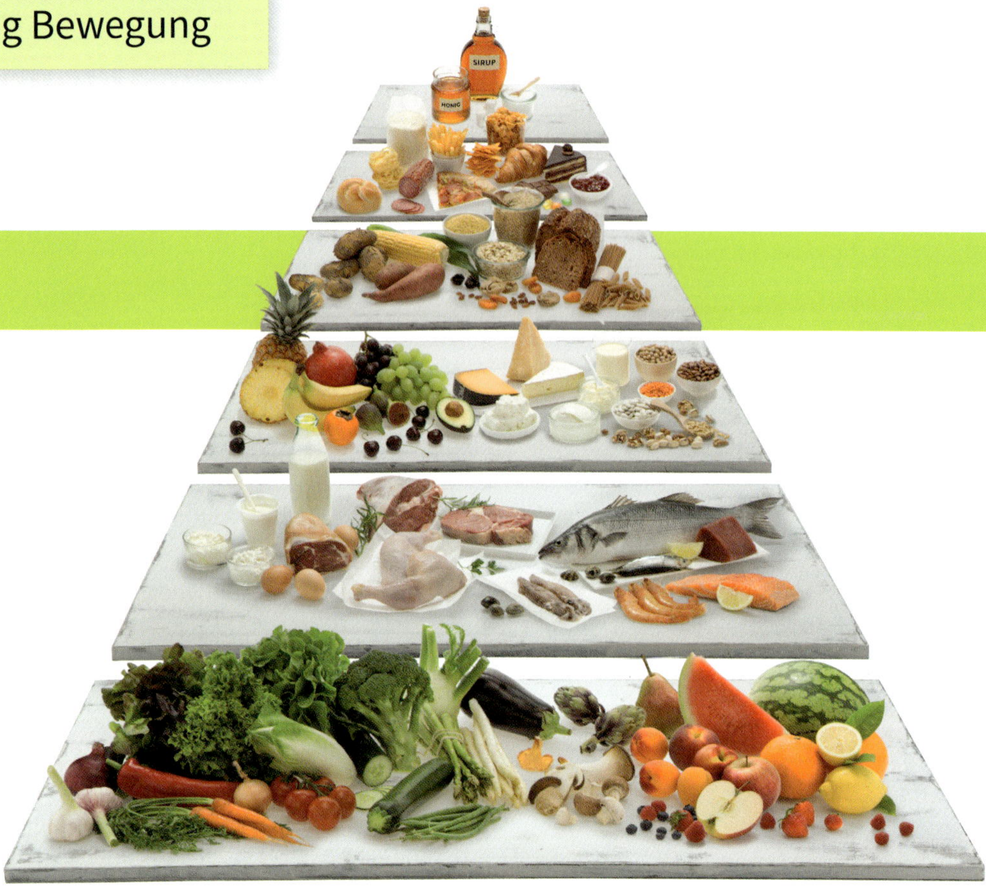

Täglich, aber wenig essen: Kartoffeln, Nudeln, Brot und Co.

Kohlenhydrathaltige Lebensmittel:

- große Kartoffelparade: Salzkartoffeln, Bratkartoffeln, Pommes frites, Kroketten, Kartoffelpuffer, Kartoffelklöße, Kartoffelbrei, Kartoffelecken, Pellkartoffeln, Ofenkartoffeln, Gnocchi etc.
- buntes Nudelallerlei: Spaghetti, Penne, Ravioli, Tortellini, Maultaschen, alle weißen Nudeln, aber auch alle Vollkornvarianten
- Natur-, Milchreis, Basmati-Reis, Risotto-Reis etc.

- Vollkornbrot und Pumpernickel
- Mais
- Müsli, Haferflocken und sonstige Getreideflocken

Die erste gute Nachricht

Je mehr Sie sich bewegen, umso mehr können Sie von diesen kohlenhydrathaltigen Lebensmitteln essen. Jede Bewegung zählt. Also holen Sie öfter die Laufschuhe raus. Denn pro Stunde schweißtreibendem Sport verbraucht der trainierte Hobbysportler ca. 50 Gramm Kohlenhydrate.

Die zweite gute Nachricht

Selbst wenn Sie einen Bauchansatz haben und sich sehr wenig bewegen, dürfen Sie täglich immer noch eine bis maximal zwei Portionen Nudeln, Kartoffeln oder Brot essen. Das Tagesmaximum an Kohlenhydraten hängt stark von Ihrem persönlichen Ziel und der täglichen Bewegung ab. Auf den Seiten 34/35 finden Sie mehr Informationen dazu. Den genauen Kohlenhydratanteil der einzelnen Lebensmittel entnehmen Sie der Tabelle ab Seite 152.

Die große Gefahr

Wenn Sie sich bei Nudeln, Kartoffeln, Reis und Brot weiter ausgiebig bedienen, werden Sie Ihren Bauchansatz auch zukünftig weiter wachsen sehen. Denn hinter den Lebensmitteln auf dieser Pyramidenstufe verbergen sich große Dickmacher. Besonders gefährlich sind Kombinationen aus Kohlenhydraten und Fett, wie z. B. die allseits beliebten Pommes frites.

Insidertipps

- Bevorzugen Sie Vollkornvarianten bei Brot, Nudeln und Reis. Diese zeichnen sich durch einen hohen Ballaststoffanteil aus und Sie geraten nicht so schnell in die Heißhungerspirale.
- Kochen Sie Ihre Nudeln bissfest! Je länger die Kochzeit, umso mehr sind die Kohlenhydrate der Nudeln aufgespalten, landen umso schneller in Ihrem Blut und locken das »Masthormon« Insulin.

ESSEN UND GENIEßEN

nach der Flexi-Carb-Pyramide

Die Spitze der Pyramide

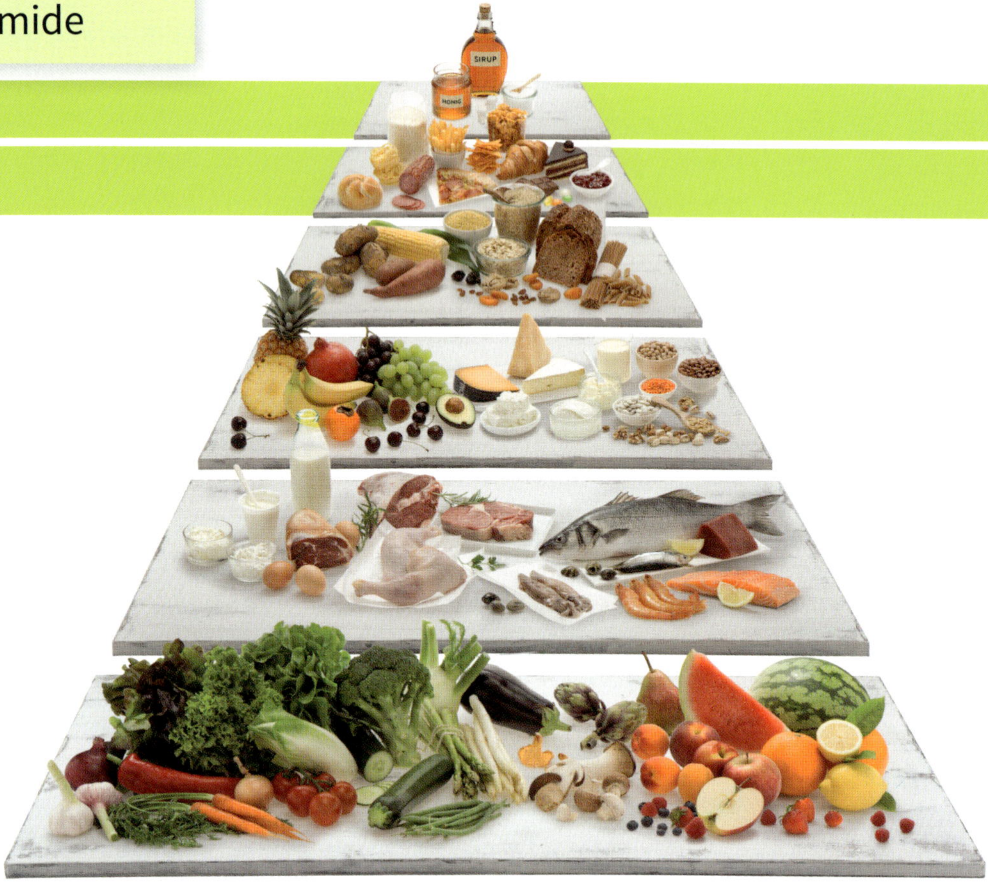

Selten genießen: Süßes und Weißmehlprodukte

Getränke

Süße Getränke, wie z. B. Cola, Bier mit Limonade, aber auch Apfelschorle und Multivitaminsaft, sollten Sie meiden. Alle diese zuckerhaltigen Getränke tragen bei Bewegungsmangel zur Vergrößerung Ihres Bauchrings bei. Mit mehreren süßen Getränken am Tag erreichen Sie schnell Ihre zulässige tägliche Gesamtmenge an Kohlenhydraten (siehe Seiten 34/35). Satt werden Sie von diesen Getränken leider nicht, der Hunger bleibt, die Heißhungerspirale dreht sich und Ihr Bauchumfang wächst rasant.

Ihre große Chance, Kohlenhydrate zu sparen
Wenn Sie Ihre Ernährung so weit umstellen, dass Sie viel Gemüse, Obst, Fisch, Fleisch und Milchprodukte in Ihren Speiseplan integrieren, sind Sie gesättigt und zufrieden. Sie werden dann bald keine große Lust mehr auf diese süßen Verlockungen haben.

Süßigkeiten, Knabberzeug, Kuchen

Jeder hat da wohl so seinen Favoriten. Ab und zu können Sie sich gerne etwas Kleines gönnen, am besten direkt im Anschluss an eine Hauptmahlzeit. Dann ist Ihr Stoffwechsel bereits im Gang und Ihre Insulinpumpe wird für die kleine Nascherei nicht extra angeworfen.

Brötchen und Baguette aus Weißmehl

Diese auf den deutschen Frühstücks- und Abendbrottischen und an jeder Straßenecke zu findenden Brot- und Brötchenprodukte sind – auch wenn es Ihnen schwerfällt – gleichzustellen mit Süßigkeiten und süßen Getränken. Sie sollten hiervon so wenig wie möglich essen.

Das ständige Verlangen nach Süßem:
Sie möchten Ihre Geschmacksknospen wieder auf eine natürliche Süße eichen? Dann sollten Sie einige Tage oder auch Wochen komplett auf industrielle Süßigkeiten verzichten. Je länger Ihnen das gelingt, umso stärker ist der Aha-Effekt, sollten Sie nach einigen Wochen wieder zu Softgetränken, Gummibärchen und Schokolade greifen. Wenn Ihnen dann auffällt, wie süß die industriellen Verführungen sind, fällt das Maßhalten viel leichter.

DIE PYRAMIDE IN DER PRAXIS

Wie Sie die Flexi-Carb-Pyramide in Ihren Alltag einbauen

Auf einen Blick erkannt

Ein Blick auf die Ernährungspyramide genügt und Sie erkennen, welche Lebensmittel mengenmäßig am meisten verzehrt werden sollen und welche Sie weniger oft essen sollten. Am besten ist es, wenn Sie schon während einer Mahlzeit darauf achten, dass die Zusammensetzung der Speisen der Pyramide entspricht.

Hierzu gibt es folgende Tipps, die Ihnen bei der Umsetzung helfen:

- Wenn Sie eine Vorspeise wählen, dann starten Sie mit einer gemüsereichen Suppe und/oder einem Beilagensalat.
- Bei der Hauptspeise sollte mengenmäßig das Gemüse überwiegen. Sie sollten mindestens die Hälfte Ihres Tellers mit einem frischen bunten Salat oder mit knackig zubereitetem Mischgemüse füllen.
- Kombinieren Sie das Gemüse – oder beim Frühstück auch gerne das Obst – mit einer reichlichen Portion Eiweiß. Sie haben die Wahl zwischen Milchprodukten, magerem Fleisch, Fisch oder Eiern.
- Wenn Sie eine Nachspeise wählen, dann eine kleine Portion. Ein ganzer Teller Kaiserschmarrn würde die Pyramide schnell ins Wanken bringen.

Es fällt oft leichter, die Mahlzeiten pyramidengerecht zu gestalten, denn Sie profitieren den ganzen Tag über von einer guten Sättigung. Wenn es mal vorkommt, dass Sie mittags bei Nudeln, Reis und Brot kräftig zuschlagen, dann können Sie durch die geschickte Wahl Ihres Abendessens die Bilanz wieder ausgleichen.

Ein und dasselbe Gericht kann entweder dem Verhältnis der Pyramide entsprechen oder die Pyramide auf den Kopf stellen. Sehen Sie selbst:

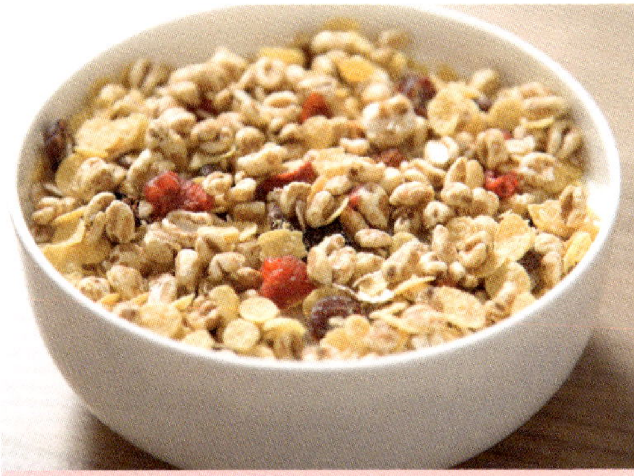

Diese Müslischüssel ist gefüllt mit 150 Gramm Getreideflocken und 100 Milliliter Milch. Hier überwiegen definitiv die Kohlenhydrate, die Pyramide steht also auf dem Kopf.

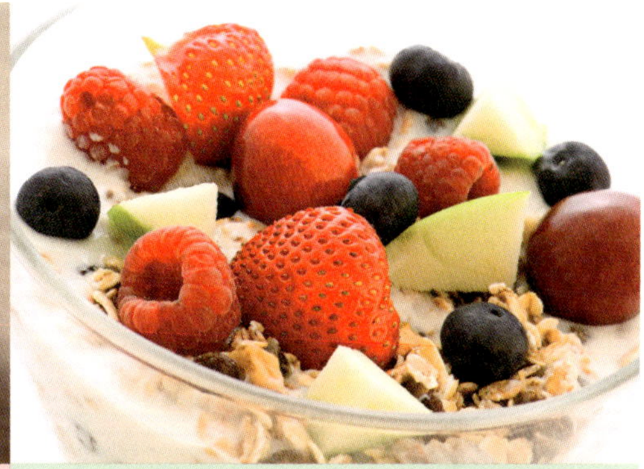

Diese Müslischüssel ist gefüllt mit 100 Gramm Beeren und Apfel, dazu kommen 100 Gramm Quark und zwei Esslöffel Getreideflocken. Hier entspricht die Zusammensetzung der Pyramide.

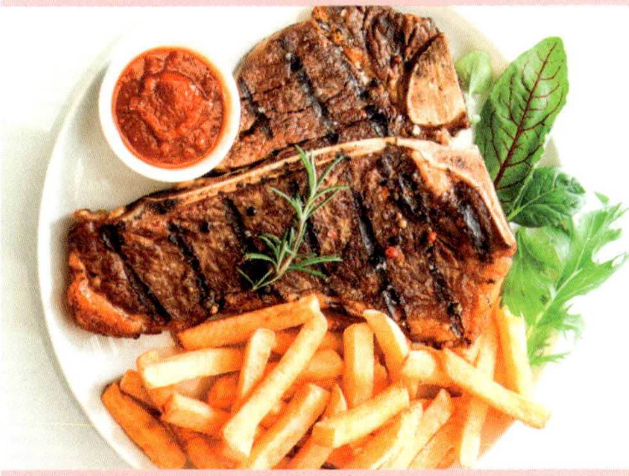

Dieser Teller ist zur Hälfte gefüllt mit Pommes, einem großen Stück Fleisch und einem Salatblatt zur Dekoration. Die Zusammenstellung ist sehr kohlenhydratlastig und stellt die Pyramide auf den Kopf.

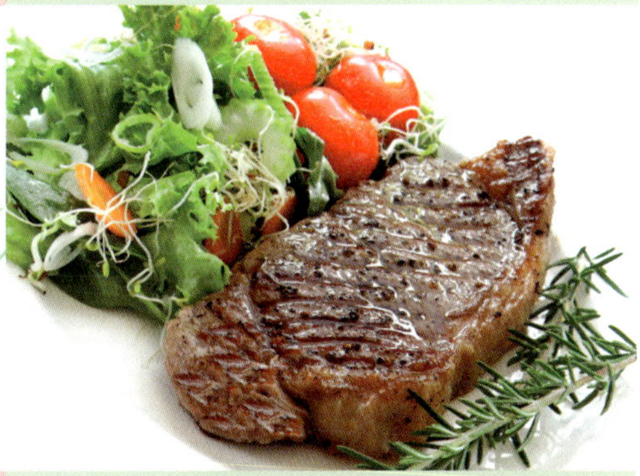

Dieser Teller ist zur Hälfte gefüllt mit Salat – begleitet von einem mittelgroßen Stück Fleisch. Die Zusammensetzung entspricht der Pyramide, mit viel Gemüse und Eiweiß.

DER KOHLENHYDRATCHECK

Zutatenliste und Nährwerttabelle

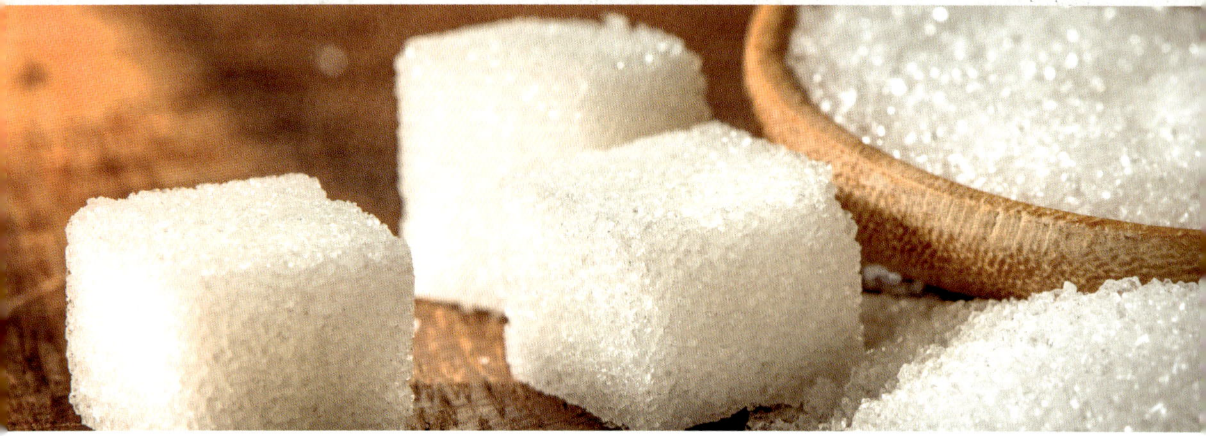

Achten Sie auf das Kleingedruckte!

Sie stehen im Supermarkt und haben nicht viel Zeit. Sie möchten einfach nur schnell noch was Gesundes und Leckeres einpacken.

Vielleicht sind Sie durch eine Werbesendung aufmerksam geworden oder aber durch die vielen schönen Bilder und Versprechungen, die sich auf den Verpackungen finden: Aber Vorsicht ist geboten. Die Silhouette einer schlanken Person oder die Abbildung einer Hantel oder eines Laufschuhs bedeutet nicht automatisch, dass Sie durch den Verzehr dieses Produkts Ihren Bauchumfang reduzieren können. Decken Sie die Fallen auf, indem Sie einen scharfen Blick auf das Kleingedruckte werfen. Das finden Sie in der Zutatenliste und der Nährwerttabelle.

Suchen Sie das Kleingedruckte auf der Verpackung! Dort findet sich die Wahrheit über das Produkt.
Sollten Sie vor Ort die Lesebrille vergessen haben, dann studieren Sie in Ruhe zu Hause die Rückseite der Verpackung.

Das verrät die Zutatenliste

Die Zutat, die an erster Stelle genannt ist, ist mengenmäßig am stärksten in dem Produkt vertreten. Folgende Zutaten auf der Poleposition oder auch die Kombination dieser einzelnen Bezeichnungen verraten Ihnen, dass es sich um kohlenhydratreiche Zutaten handelt:

- Zucker
- Glucose/Glucosesirup
- Fructose/Fructosesirup
- Saccharose
- Maltose
- Maltodextrin
- Galaktose
- Dextrose
- Dextrine
- Karamellzuckersirup
- Weizenmehl
- Weizenstärke

Das verrät die Nährwerttabelle

100 g enthalten durchschnittlich:

Energie	381 kJ/90 kcal
Eiweiß	4,5 g
Kohlenhydrate	15,2 g
Fett	0,9 g
Ballaststoffe	0,1 g

Sie sollten unbedingt die Kohlenhydratangaben beachten. Denken Sie daran, dass sich die Angaben auf 100 Gramm des jeweiligen Produkts beziehen. Ein 500-Gramm-Joghurtbecher enthält also die fünffache Menge an Kohlenhydraten.

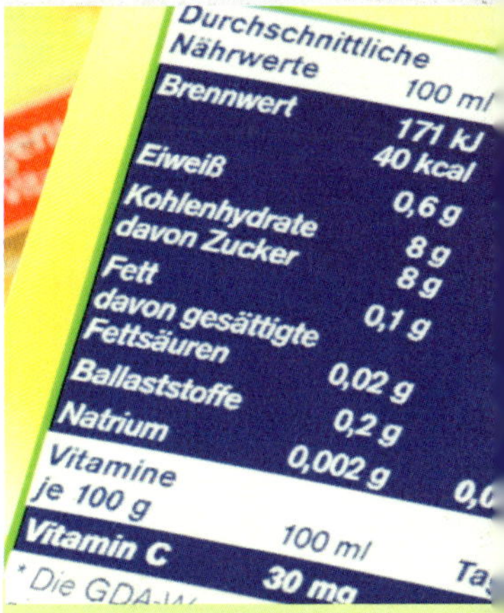

Es gibt mittlerweile eine Vielzahl an Apps, mit denen man durch das Scannen des Barcodes die Nährwertangaben auch auf dem Handy betrachten kann.

Die Bezeichnung »ohne Zuckerzusatz« bedeutet nicht, dass das Produkt keinen Zucker enthält.
Es wurde lediglich kein weiterer Zucker zugesetzt.

KOHLENHYDRATBERECHNUNG

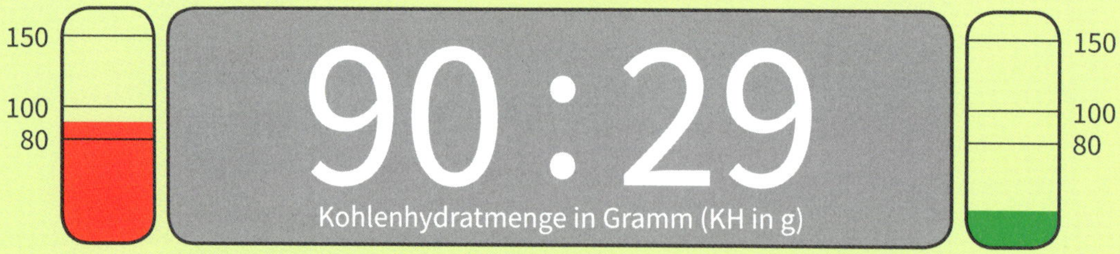

Auf die tägliche Menge der Kohlenhydrate kommt es an!

Kohlenhydratreiche Mahlzeiten und mangelnde Bewegung sind die Feinde eines jeden Sixpacks. Im Kampf gegen Ihren Bauchring sollten Sie sich daher zuallererst auf die Gesamtmenge an Kohlenhydraten konzentrieren, die Sie täglich zu sich nehmen. Hierbei gelten folgende Empfehlungen:

Maximal 80 Gramm Kohlenhydrate täglich
für Männer, die ihren Bauchansatz schleunigst verringern möchten und vorerst keine Bewegung haben

Maximal 100 Gramm Kohlenhydrate täglich
für Männer, die ihren Bauchansatz schleunigst verringern möchten und sich dabei ein bisschen bewegen

Maximal 150 Gramm Kohlenhydrate täglich
für Männer, deren Sixpack noch/schon sichtbar ist und die täglich eine Menge Bewegung haben

Orientieren Sie sich an unserem Kohlenhydratrechner: Auf einen Blick erkennen Sie die Kohlenhydratmenge einer Mahlzeit und wie diese – in Bezug auf Ihr Tagesmaximum – einzuschätzen ist.

So starten Sie durch:

1. Status quo ermitteln:
Überschlagen Sie anhand der beschriebenen Situationen in diesem Buch grob Ihre momentane tägliche Gesamtkohlenhydratmenge. Hier summiert sich meist mehr, als Sie denken.
Denn morgens starten Sie z. B. mit einem Marmeladenbrötchen und einem Kaffee mit Zucker.
Am Vormittag im Meeting greifen Sie bei den Keksen kräftig zu, bevor Sie kurz darauf in der Kantine Schnitzel mit Pommes essen.
Am Nachmittag hängen Sie in einem Konzentrationsloch und gönnen sich den Schokoriegel, kommen dann hungrig nach Hause und lassen den Abend mit einer gemütlichen Brotzeit ausklingen. **In diesem Fall hätten Sie eine Gesamtmenge von 250 Gramm Kohlenhydraten erreicht.**

2. Bessere Alternative wählen:
Starten Sie mit einer Situation, in der Sie künftig die kohlenhydratärmere Alternative wählen (zu finden auf den jeweils rechten Seiten im Buch). Im Laufe der Zeit kommen weitere hinzu. Schritt für Schritt werden es immer weniger Kohlenhydrate, die Sie täglich zu sich nehmen. Die Umstellung soll Ihnen Spaß machen und Sie nicht überfordern. Jede Einsparung an Kohlenhydraten zählt!
Je ehrgeiziger Sie Ihr Ziel – der Bauch soll weg – anstreben, umso genauer sollten Sie sich an die empfohlenen Höchstmengen pro Tag halten.

Gut zu wissen:
Pro Stunde schweißtreibenden Sport können Sie sich 50 Gramm Kohlenhydrate auf Ihrem Tageskonto gutschreiben.

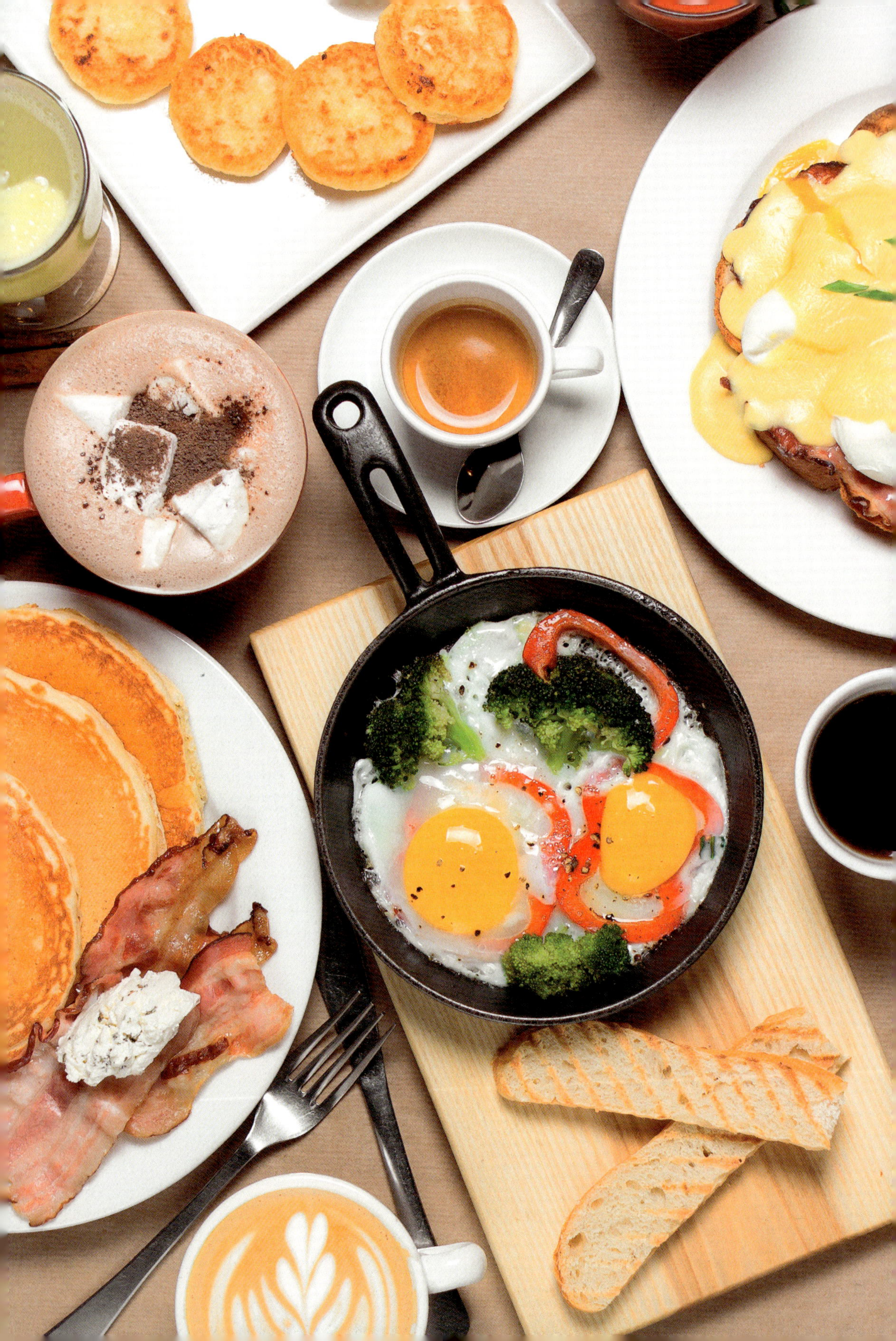

ERNÄHRUNGSFALLEN AM VORMITTAG

FRÜHSTÜCK UNTER DER WOCHE

Das geliebte Marmeladenbrot

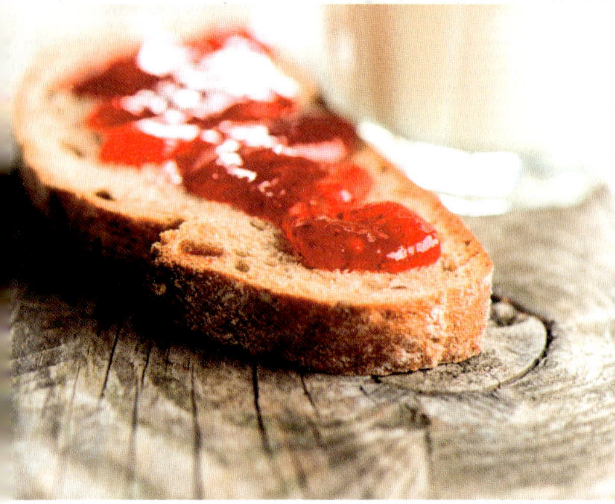

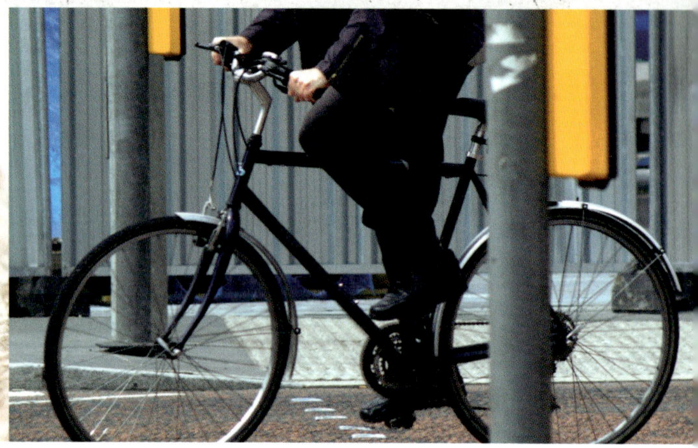

Der »Marmeladenbrotbauch«

KH in g	Das typische Werktagsfrühstück:
45	2 Scheiben Mischbrot
0	Butter
39	2 EL Marmelade
6	1 Tasse Kaffee mit Milch und 2 TL Zucker
= ca. 90 g Kohlenhydrate und 550 kcal	

Um 550 Kalorien zu verbrennen, müssten Sie als 90-Kilo-Mann 90 Minuten Fahrrad fahren. Also lassen Sie Ihr Auto öfter mal stehen und fahren Sie mit dem Rad im gemütlichen Tempo zur Arbeit.

90 Gramm Kohlenhydrate nur bei einem ganz normalen Frühstück! Diese Falle begegnet Ihnen nicht nur einmal im Jahr, sondern 5-mal in der Woche, 20-mal im Monat und somit 240-mal im Jahr. Sie haben also zahlreiche Möglichkeiten, bereits am frühen Morgen Ihrem Bauch den Kampf anzusagen.

Ähnliche Frühstücksfallen sind:

- Toast mit Honig
- Brötchen mit Nussnougatcreme
- Cornflakes mit Milch

Mit diesem Frühstück starten Sie energievoll in den Tag! Lassen Sie das Brot mal links liegen und holen Sie Ihre Lieblingsschüssel aus dem Schrank. Diese richtig zu füllen, ist ganz einfach.

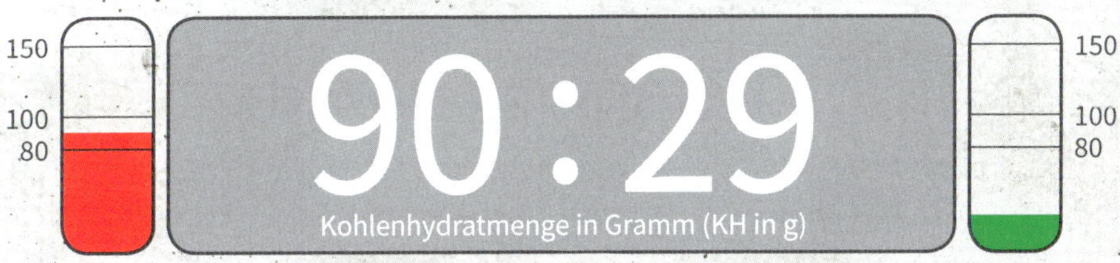

Hier ein paar Basictipps:

Die Basis

Wählen Sie aus dem breiten Spektrum von Speisequark, Naturjoghurt oder Hüttenkäse Ihre Favoriten aus. Sie können natürlich auch alle Produkte miteinander mischen – Ihr Geschmack entscheidet. Mögen Sie es lieber etwas flüssiger, ergänzen Sie mit Milch, Buttermilch oder Kefir. Auch Reismilch, Mandelmilch, Sojamilch, Hafermilch oder andere Alternativen sind hier selbstverständlich möglich.

Die Farbe

Bringen Sie Farbe ins Spiel. Für die besonders Schnellen eignen sich Himbeeren, Blaubeeren oder Brombeeren. Für alle anderen auch klein geschnittener Apfel, Birne, Kiwi etc.

Das Kernige

Verfeinern Sie Ihr Frühstück mit einem Esslöffel Haferflocken, Leinsamen oder Chiasamen und gehackten Walnüssen oder Mandeln. Vorsicht ist geboten bei allen zuckersüßen Pseudo-Müslis, wie Cornflakes, Wellness-Vollkornflakes und auch Früchtemüsli.

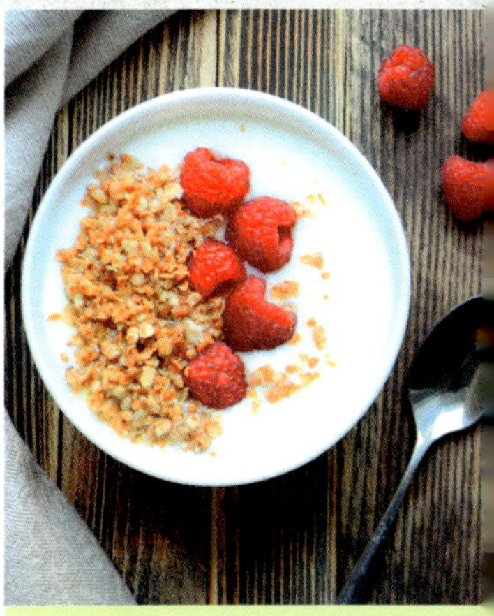

Himbeer-Apfel-Quark mit Haferflocken

KH in g	
5	150 g Quark (Halbfettstufe)
4	100 g Naturjoghurt
7	½ Apfel
3	3 EL Himbeeren (frisch oder tiefgekühlt)
10	1 EL Haferflocken
= ca. 29 g KH und 320 kcal	

Quark und Joghurt in der Frühstücksschüssel verrühren. Den Apfel klein schneiden oder reiben und mit den Himbeeren dazugeben. Haferflocken darüberstreuen – und fertig.

FRÜHSTÜCK AM WOCHENENDE

Von Croissants und frischen Brötchen geweckt

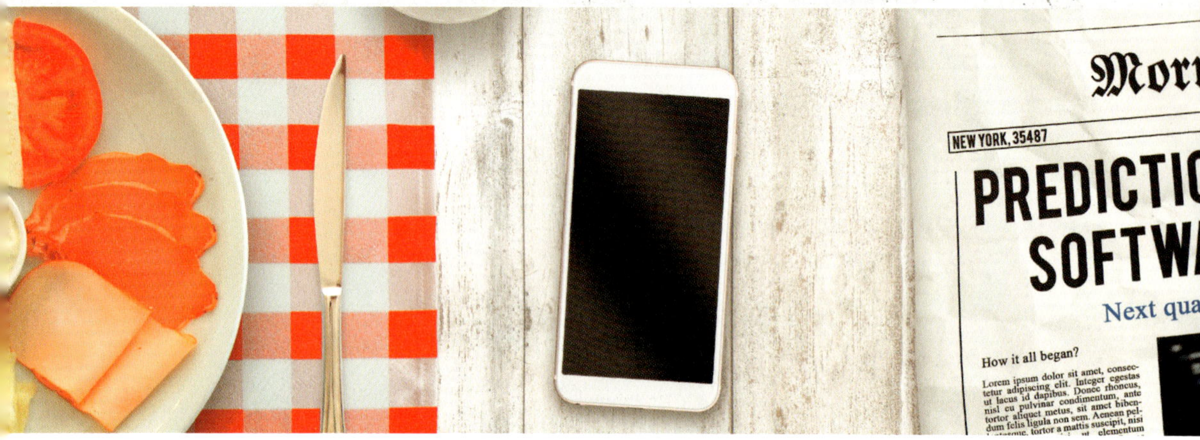

Das typische Sonntagsfrühstück

KH in g	
44	1 Croissant mit Marmelade
23	1 frisches Brötchen mit feiner Leberwurst
23	1 frisches Brötchen mit Butter und Käse
18	1 Glas Orangensaft
12	2 Tassen Kaffee mit Milch und je 2 TL Zucker

= ca. 120 g Kohlenhydrate und 1.120 kcal

Dieses Frühstück, das in lockerer und entspannter Atmosphäre den halben Vormittag in Anspruch nimmt, schlägt mit seinen 120 Gramm Kohlenhydraten enorm zu Buche. Es ist erst später Vormittag und die 100-Gramm-Marke ist mit nur einer Mahlzeit bereits überschritten.

Um 1.120 Kalorien zu verbrennen, sollte Ihre Sonntagswanderung als 90-Kilo-Mann mindestens 2 Stunden dauern. Also, auf geht's! Da kommen Sie gute 7 Kilometer voran. Sie könnten leicht den Rundweg um den Eibsee am Fuße der Zugspitze bestreiten. Welcher See bietet sich in Ihrer Nähe an?

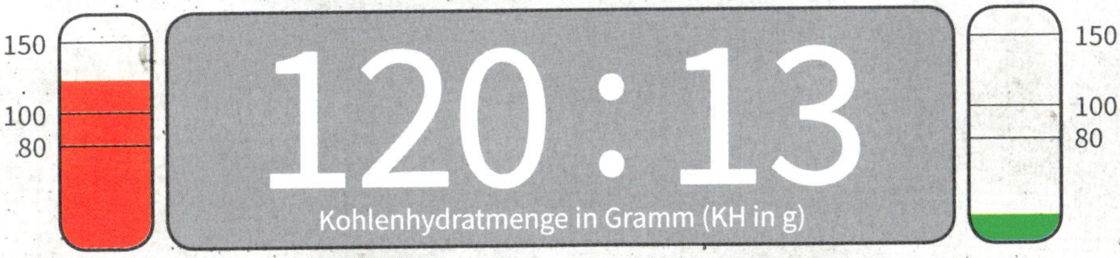

Endlich Wochenende – Zeit für Besonderes
Freuen Sie sich auf das Wochenende, denn endlich haben Sie ein bisschen mehr Zeit und Ruhe. Idealerweise nutzen Sie diese für die Zubereitung eines besonderen Frühstücks.

Der Traum von einem leckeren Omelett
wird nicht nur am Hotelbuffet erfüllt, sondern ist auch bei Ihnen zu Hause leicht umsetzbar. Schauen Sie, was Ihr Kühlschrank hierfür bereithält.

Basics für ein gelungenes Omelett

Eier – zwei Eier pro Person sollten es schon sein. Als Gemüse eignen sich Zwiebeln, Tomaten, Paprika, Champignons oder Zucchini hervorragend.

Besondere Extras – mit Speck, Schinken oder Lachs bekommt das Omelett eine besondere Note. Der letzte Schliff: frische oder tiefgefrorene Kräuter, gehobelter Parmesan oder Oliven.

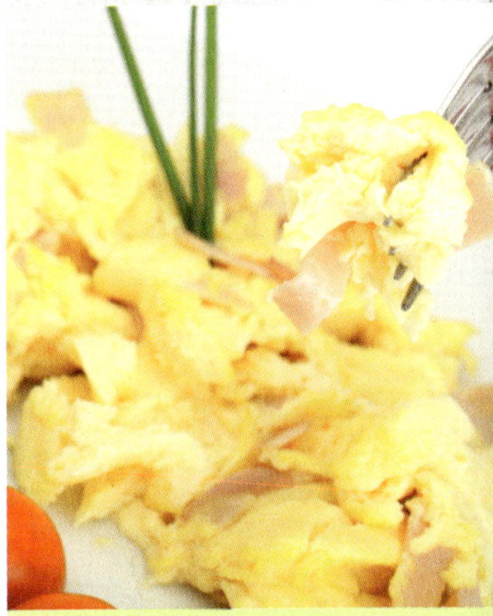

Gemüseomelett mit Schinken

KH in g	*Zutaten für 1 Person*
1	2 Eier
2	1 kleine Zwiebel
6	½ Paprikaschote
3	1 Tomate
0	Butter zum Anbraten
1	2 Scheiben gekochter Schinken
0	1 EL Schnittlauch
	Salz und Pfeffer
= ca. 13 g KH und 360 kcal	

VERFÜHRUNGEN AUF DEM WEG

Gut vorbereitet zur Arbeit

An jeder Straßenecke lauern Verführungen. Und gerade die Zwischendurch-auf-die-Hand-Snacks haben jede Menge Kohlenhydrate. Wer da nicht vorbereitet ist oder einen anderen Weg kennt, der tappt im stressigen Alltag schnell in die Falle. Künftig können Sie den Verführungen getrost widerstehen, wenn Sie entweder ein sättigendes Frühstück im Bauch oder eine gute Alternative für unterwegs in Ihrer Tasche haben.

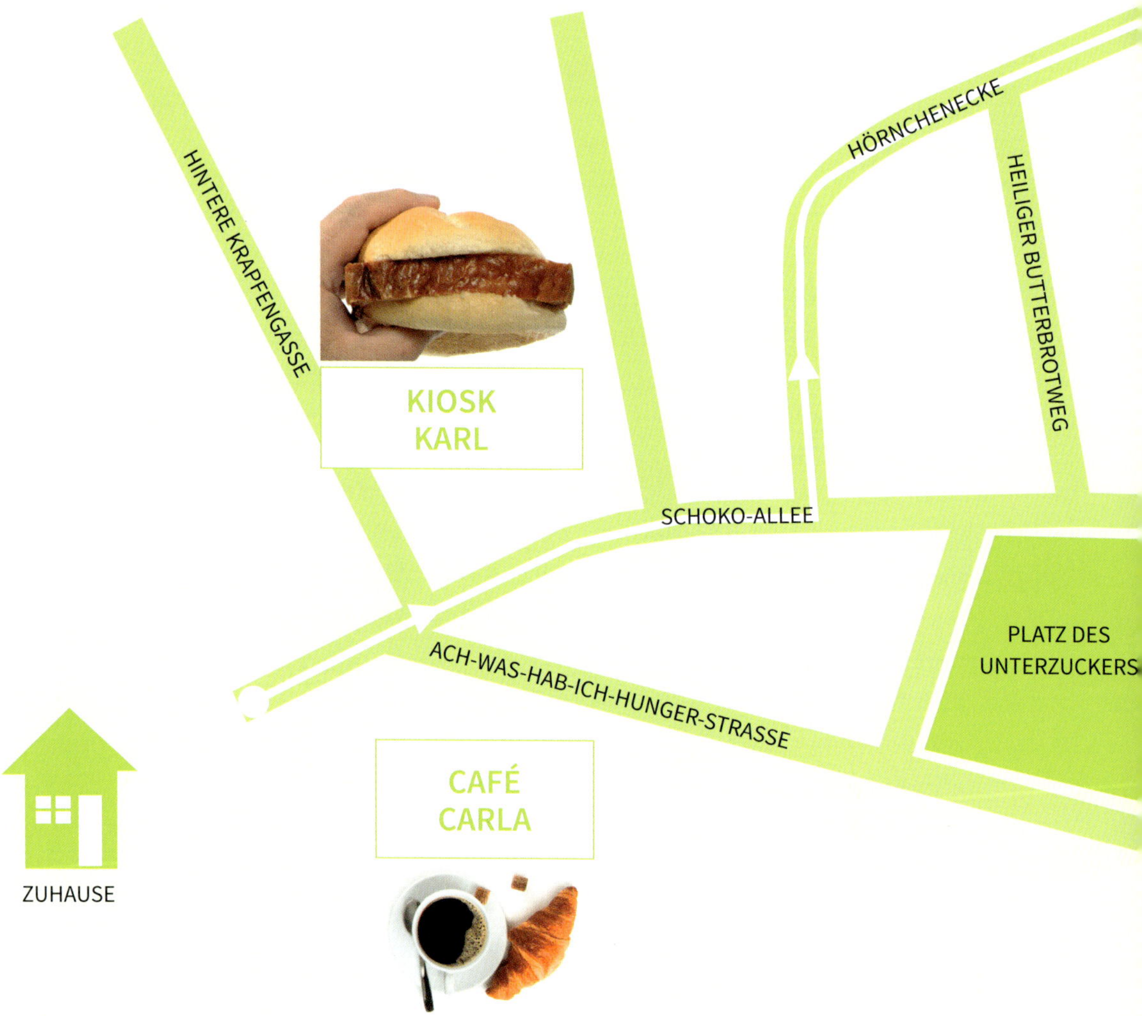

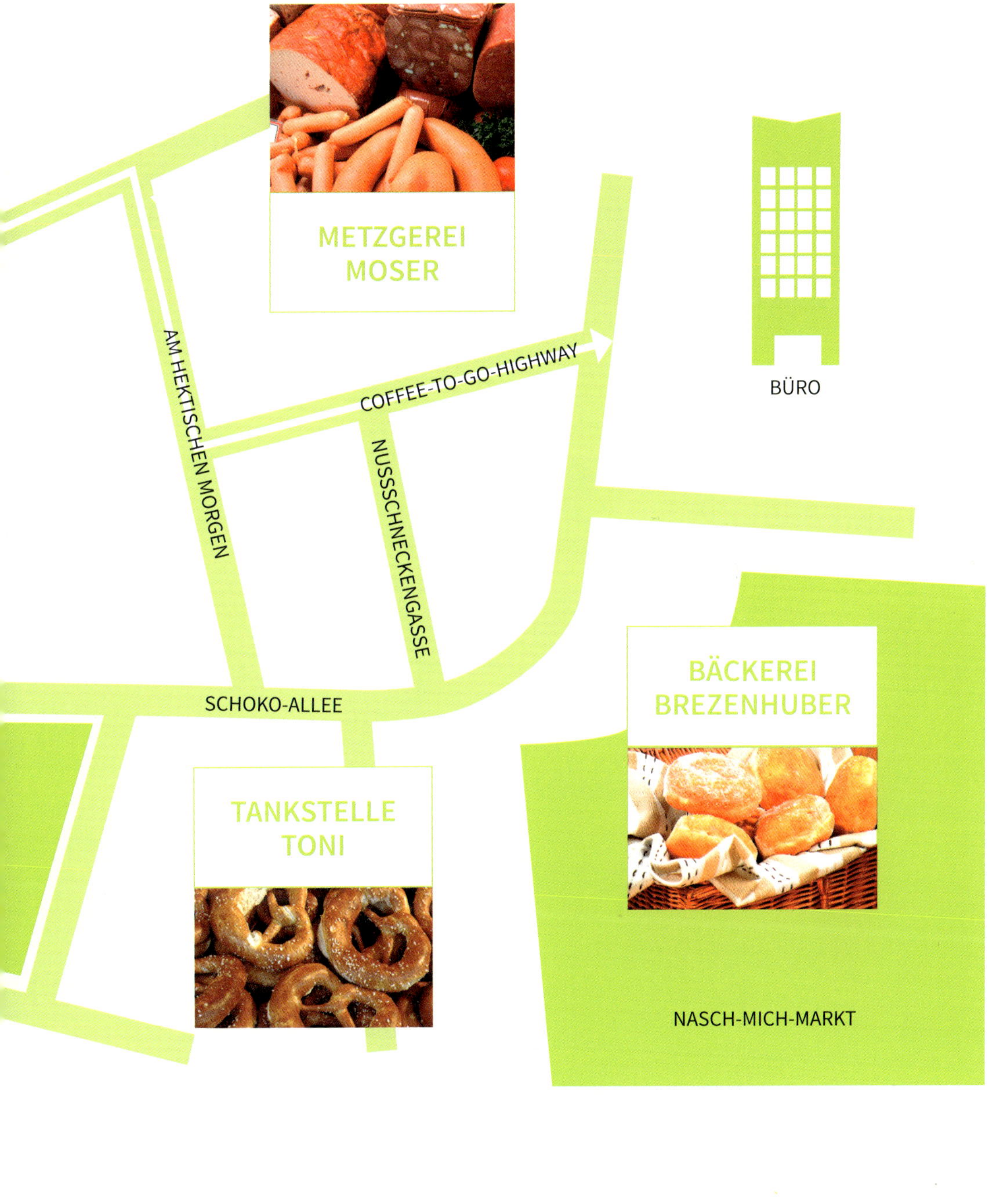
METZGEREI MOSER
BÜRO
AM HEKTISCHEN MORGEN
COFFEE-TO-GO-HIGHWAY
NUSSSCHNECKENGASSE
SCHOKO-ALLEE
BÄCKEREI BREZENHUBER
TANKSTELLE TONI
NASCH-MICH-MARKT

FRÜHSTÜCK UNTERWEGS

Mit der Zimtschnecke auf dem Weg zur Arbeit

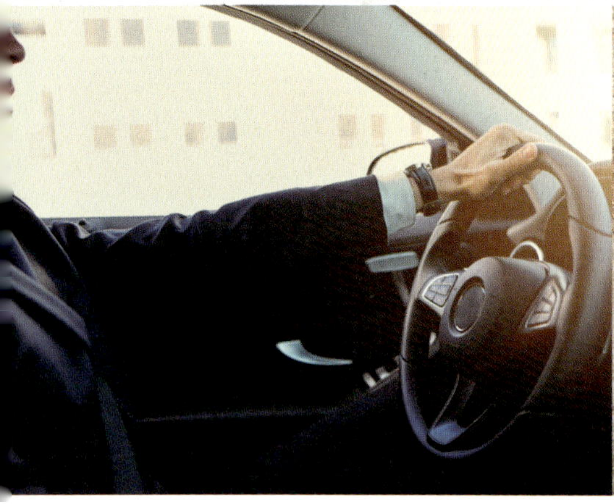

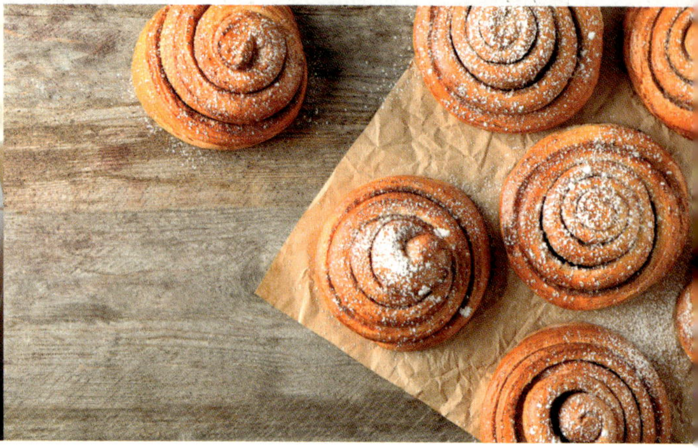

Der kurze Stopp beim Bäcker

KH in g	
70	1 Zimtschnecke
15	1 Latte macchiato mit 1 TL Zucker

= ca. 85 g Kohlenhydrate und 570 kcal

Um 570 Kalorien zu verbrennen, müssten Sie als 90-Kilo-Mann 45 Minuten Treppen steigen. Bei einer Durchschnittsgeschwindigkeit von einer Stufe pro Sekunde könnten Sie eine Bäckerei im 180. Stockwerk aufsuchen.

Nach diesen 5 Minuten beim Bäcker sollten Sie für diesen Tag die Kohlenhydratbremse ziehen. 80 Gramm Kohlenhydrate in 10 Minuten – der morgendliche Einkehrschwung beim Bäcker sollte eine Ausnahme sein und nicht zum Ritual werden.
Er bringt Sie keinesfalls in Schwung, sondern lässt den Bauchring schneller wachsen.

Ähnliche Frühstücksfallen sind:

- Nussschnecke
- Amerikaner
- Schokomuffin

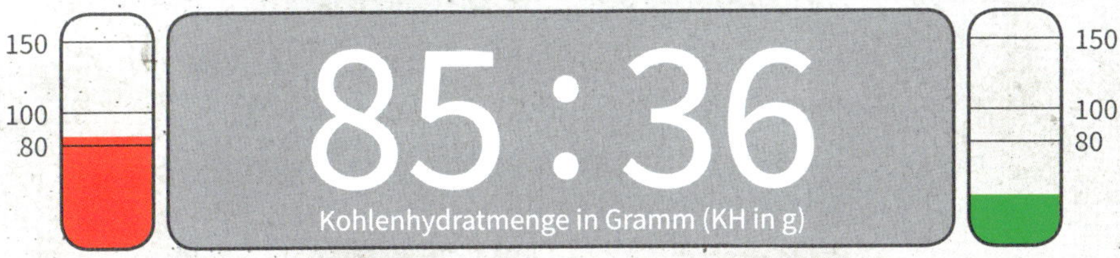

Besser snacken beim Bäcker

In einer Bäckerei eine kohlenhydratarme Alternative zu finden, erinnert an die Parkplatzsuche samstags in der Innenstadt. Es grenzt fast an ein Wunder, aber wer die Augen offen hält, kann auch hier einen Treffer landen.

KH in g	Das schnelle Frühstück
28	Milchrahmstrudel
8	Cappuccino mit 1 TL Zucker
= ca. 36 g KH und 300 kcal	

Halten Sie Ausschau nach folgenden Varianten:

- Joghurt mit Früchten. So ein Joghurtbecher kann eine gute Alternative sein. Fragen Sie nach, ob es sich um gesüßten Fruchtjoghurt handelt. Wenn ja, dann suchen Sie lieber weiter.

- Kuchen oder Strudel auf Quarkbasis. Diese können sich hinter den Bezeichnungen Millirahmstrudel, Quarkstrudel oder Käsekuchen verstecken. Aber Vorsicht – nicht zu verwechseln mit Plunderteilchen.

Pluspunkt: Joghurt und Kuchen lassen sich nicht schnell unterwegs verzehren, sondern fordern ihre Genusszeit – zumindest am Stehtisch.

Ihre Challenge: Starten Sie in kleinen Schritten. Bei jedem zweiten Bäckereibesuch nehmen Sie den Coffee-to-go einfach ohne ein Gebäck mit!

SNACKEN IM BÜRO

Der gewohnte Griff in die Schublade

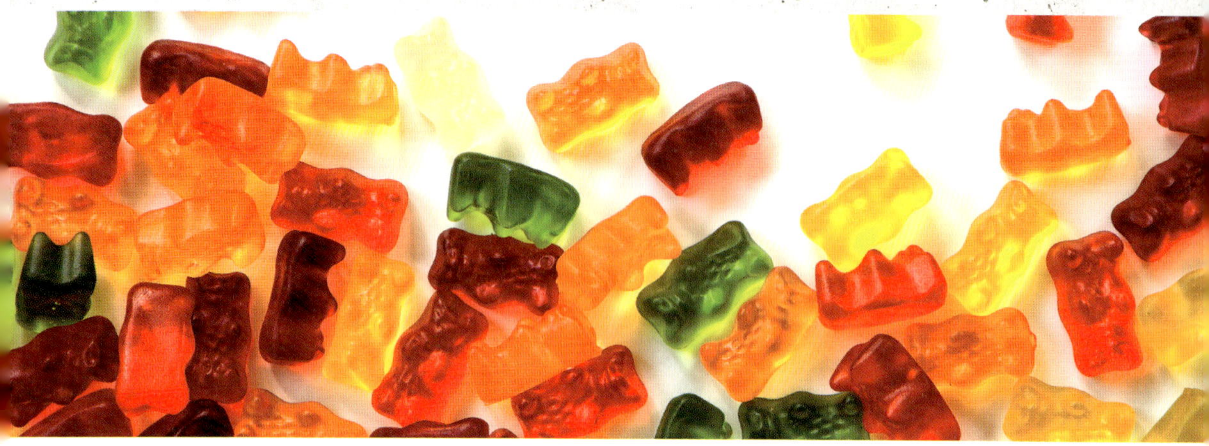

Der kleine Snack zwischendurch

Die Schreibtischschublade hat es in sich und verführt Sie den ganzen Tag über zum Snacken:

KH in g	
28	1 Schokoriegel
52	1 Handvoll Lakritze
46	1 Handvoll Gummibärchen
14	5 Bonbons

= ca. 140 g Kohlenhydrate und 750 kcal

Um 750 Kalorien zu verbrennen, müssten Sie als 90-Kilo-Mann fast 1,5 Stunden mit Ihrem Kollegen ein Boxtraining absolvieren.

Unkontrolliertes Snacken ist der größte Feind an der Bauchfront. Ganz unscheinbar und nebenbei erfolgt der Griff zur Schreibtischschublade, und fast von selbst erweitert sich Ihr Bauchumfang. Wahre Kohlenhydratbomben warten darauf, fast stündlich aus ihrem Versteck geholt zu werden. Bei einem 8-Stunden-Arbeitstag sind Sie pro Woche ganze 40 Stunden dieser Verführung ausgesetzt.

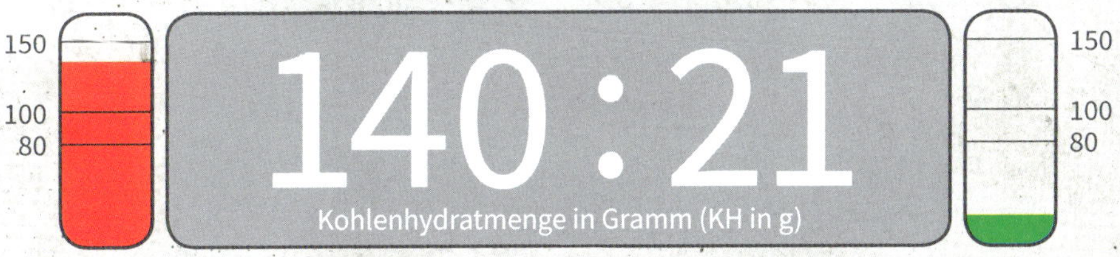

Pluspunkt: hochprozentige Schokolade

Bei Schokolade mit einem Kakaoanteil von mindestens 80 Prozent haben Sie schnell eine Kohlenhydratersparnis von über 50 Prozent im Vergleich zum Vollmilchschokoriegel. Tasten Sie sich langsam ran auf dem Weg zum »Hochprozentigeren«. Den Geschmacksrichtungen sind dabei keine Grenzen gesetzt. Probieren Sie auch mal Schokolade mit Chili, Ingwer oder rosa Pfeffer.

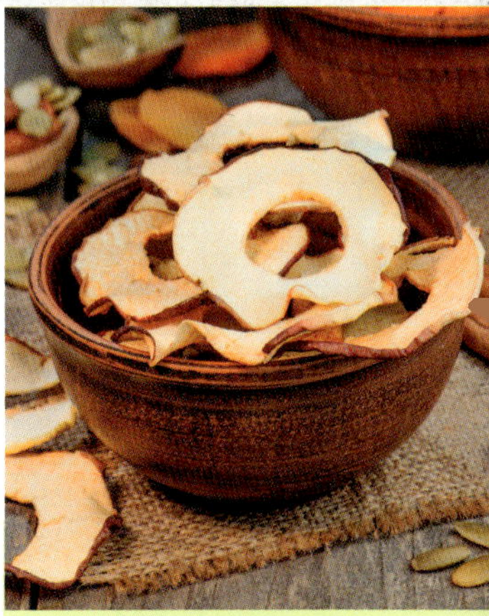

Das etwas andere »Schubladenmenü«

KH in g	
4	1 Riegel Bitterschokolade (mind. 80 % Kakaoanteil)
14	1 Handvoll getrocknete Apfelchips
3	1 Handvoll Natur-Nussmischung
0	5 Pfefferminzdragees
= ca. 21 g KH und 300 kcal	

Pluspunkt: getrocknete Apfelchips

Knabberspaß mal anders: Unter den getrockneten Früchten haben die Apfelchips den geringsten Anteil an Kohlenhydraten. Auch gut: Deponieren Sie ein Taschenmesser in Ihrer Schublade und Sie können sich jederzeit einen frischen Apfel aufschneiden.

Pluspunkt: zuckerfreie Pfefferminzdragees

Ein frischer Pfefferminzgeschmack hemmt ein wenig die Lust auf Süßes. Sollten Sie zuckerfreie Kaugummis bevorzugen, haben diese einen weiteren positiven Nebeneffekt: Kauen verbessert die Gedächtnisleistung!

MEETINGS UND KONFERENZEN

Der Griff zu Keksen und Cola

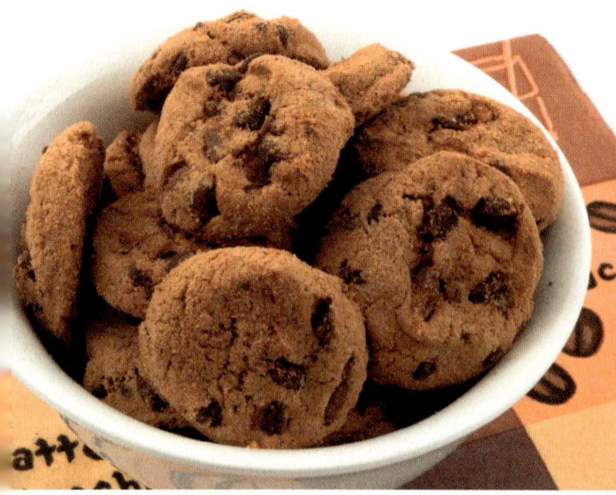

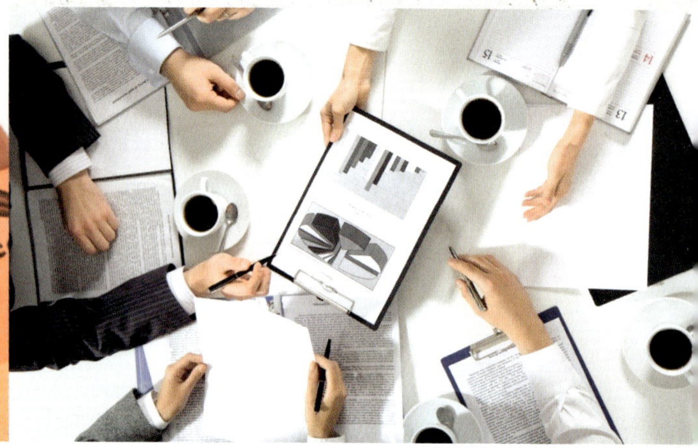

Der »Bürobauch« – Resultat einer 60-Stunden-Woche

KH in g	Die typische Meetingfalle
6	1 Tasse Kaffee mit 2 TL Zucker
33	1 kleine Flasche Cola
31	4 Kekse

= ca. 70 g Kohlenhydrate und 450 kcal

Meetings gehören zum Arbeitsalltag wie Kekse zum Kaffee. Genau hierin liegt auch die Falle. Geht man davon aus, dass Sie täglich ein Meeting haben, so sind Sie wöchentlich fünfmal diesen Verführungen am Besprechungstisch ausgesetzt. Schnell haben Sie zugegriffen und belasten damit nicht nur Ihre Kohlenhydratbilanz, sondern auch Ihren Bauchumfang.

Um 450 Kalorien zu verbrennen, müssten Sie als 90-Kilo-Mann mehr als eine ½ Stunde Treppen steigen. Das wären 2.160 Stufen innerhalb der Firma. Also 30-mal vom Erdgeschoss in den fünften Stock.

Ein Tag ohne Aufzug und Sie werden ein fettes Plus auf Ihrer Fitnessuhr haben und vielleicht neue Kollegen im Treppenhaus kennenlernen.

Schlank trotz Meetings

Müssen es immer Kekse sein oder reichen auch mal nur Getränke? Für lang andauernde Meetings empfehlen sich auch Natur-Nussmischungen.

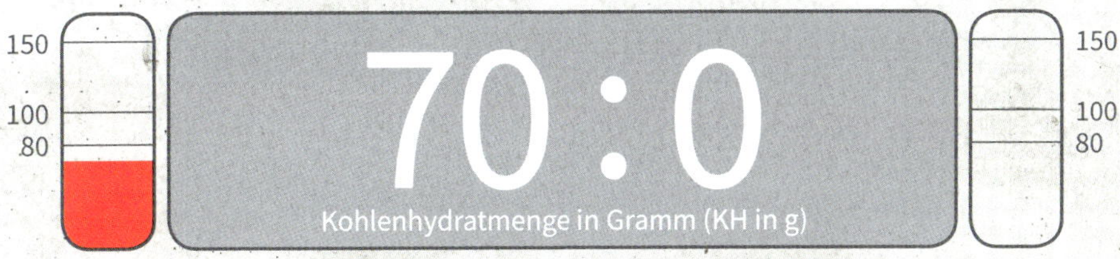

Wasser

Vergessen Sie das Trinken nicht. Ein Glas pro Stunde sollte es schon sein. So bleiben Sie mit Ihrer Konzentration länger bei der Sache. Wenn Sie bislang kein Wasserfan waren, probieren Sie, die Wasserkaraffen mit Zitronen-, Orangenscheiben oder mit Minze anzureichern. Dies wird sicherlich auch Ihren Gästen gefallen. Lassen Sie sich wie bei einer Weinprobe von den unterschiedlichen Wassergeschmacksrichtungen inspirieren.

Tee

Ihnen sagt die normale Auswahl an Teesorten nicht zu? Fast kein Getränk gibt es in so vielen Varianten wie Tee. Regen Sie Ihre Kollegen und Mitarbeiter zu mehr Vielfalt bei den Teesorten an. Bei Sorten mit Süßholz fällt der Verzicht auf Zucker leichter.

Kaffee

Schwarz ist er am besten. Da liefert er 0 Gramm Kohlenhydrate – übrigens genauso viel wie Wasser und ungesüßter Tee. Mehr Details finden Sie auf den Kaffeeseiten 72/73.

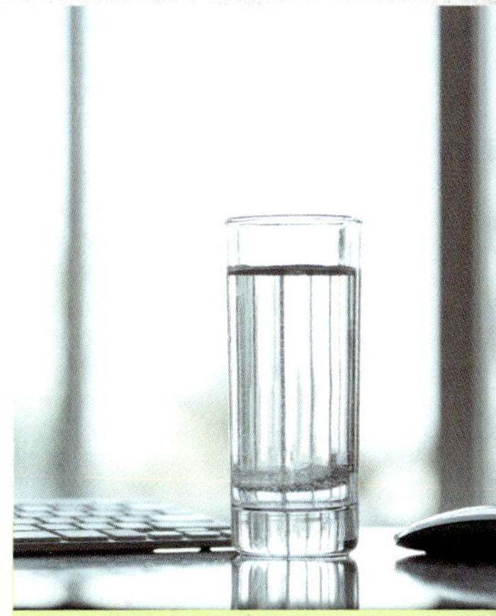

KH in g	Eine Erfrischung
0	1 Tasse Tee
0	1 Glas Wasser
= ca. 0 g KH und 0 kcal	

Zucker im Kaffee oder der Griff zum Keks?
Hier sollten Sie sich entscheiden. Wenn Sie bei den Keksen zugreifen möchten, sollte Ihr Kaffee schwarz sein oder nur Milch enthalten.

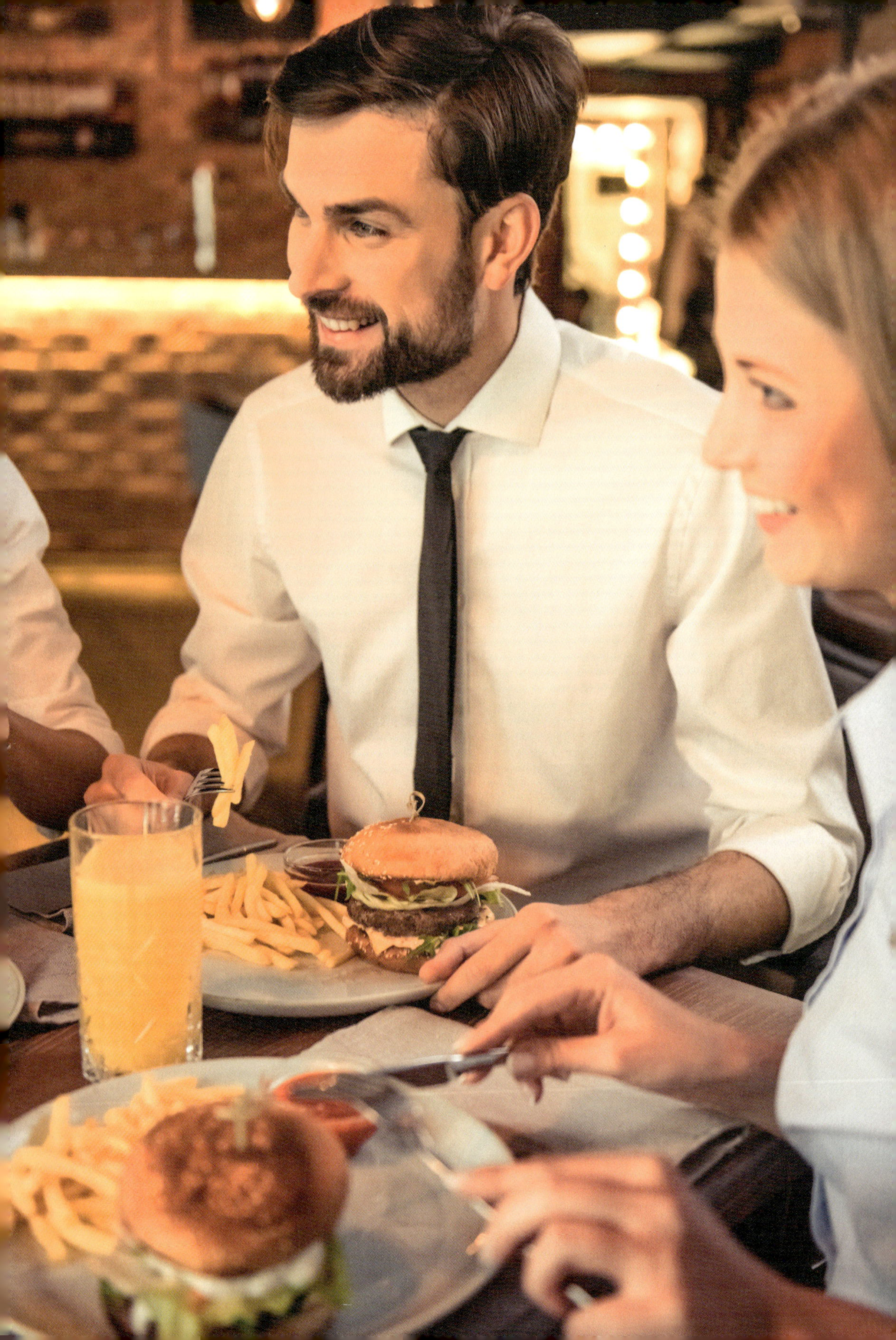

ERNÄHRUNGSFALLEN WÄHREND DES TAGES

MIT DEM AUTO UNTERWEGS

Schnelle Kohlenhydrate an der Raststätte

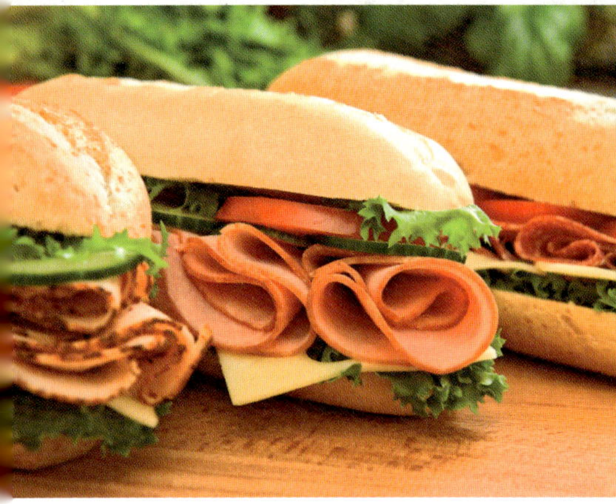

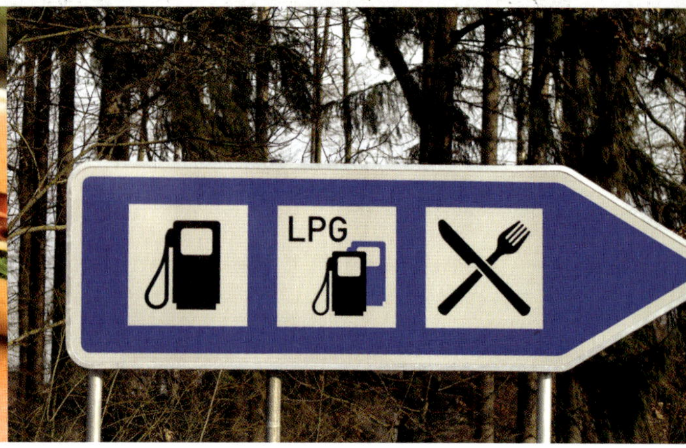

Die Sandwichfalle

KH in g	
76	1 Sandwich, reich belegt mit Käse und Wurst
54	1 großer Softdrink »to go«
= ca. 130 g Kohlenhydrate und 1.000 kcal	

Überrascht?
Hätten Sie erwartet, dass ein kurzer Boxenstopp so ins Gewicht fällt? Die Kombination aus langem Sitzen und schnellem Hungerstillen ist ein gefundenes Fressen für Ihren Bauchansatz.

Um 1.000 Kalorien zu verbrennen, müssten Sie als 90-Kilo-Mann fast 3 Stunden Fahrrad fahren. Bei einer durchschnittlichen Geschwindigkeit von 15 km/h kommen Sie damit 45 Kilometer weit. Vielleicht sollten Sie für den Rest Ihrer Reise das Fahrrad benutzen?

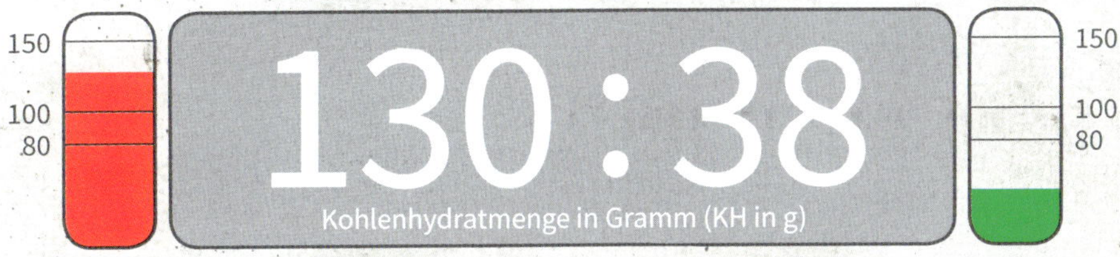

Der clevere Autostopp

Auch an der Raststätte gibt es Alternativen – und diese in unterschiedlichen Geschmacksvarianten. Haben Sie schon mal Wraps probiert?
Ihr Vorteil: Aufgrund der dünnen Teighülle sparen Sie Kohlenhydrate ein.

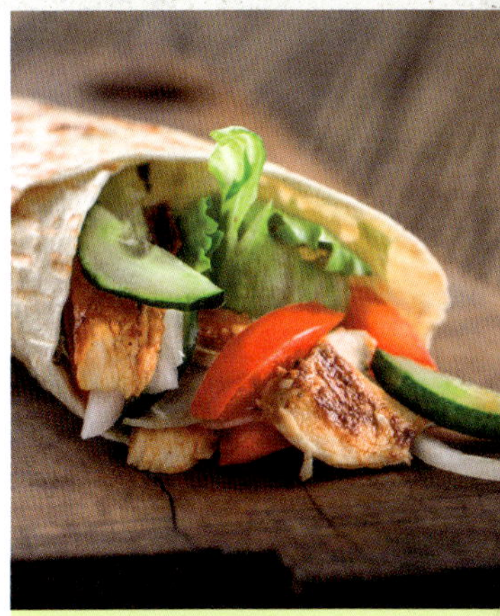

KH in g	Für unterwegs:
38	Wrap mit gebratenem Hühnchenfleisch und Salat
0	1 großes Mineralwasser
= ca. 38 g KH und 400 kcal	

Der Snack auf die Hand

Halten Sie Ausschau nach einem Wrap. Diesen gibt es häufig in den Varianten mit Rindfleisch, Hähnchen, Thunfisch oder nur mit Gemüse und Salat.

Der Snack am Buffet

Stellen Sie sich Ihren Salat am Buffet zusammen – bunte Blattsalate, Thunfisch, knackige Paprika und Karotten ergeben im Nu einen frischen Snack, der Ihnen auch weiterhin Power hinterm Steuer gibt.

Bis zu 50 Gramm weniger Kohlenhydrate, wenn Sie statt des Softdrinks ein Mineralwasser nehmen.

Der Profi bereitet sich vorab seine eigene Box mit Gemüse- und Obststicks vor und kann unabhängig von allen Raststätten snacken.

MIT DER BAHN UNTERWEGS

Snacks so weit das Auge reicht

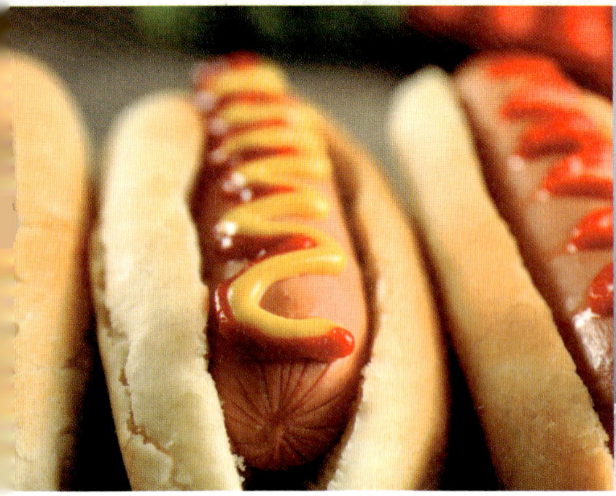

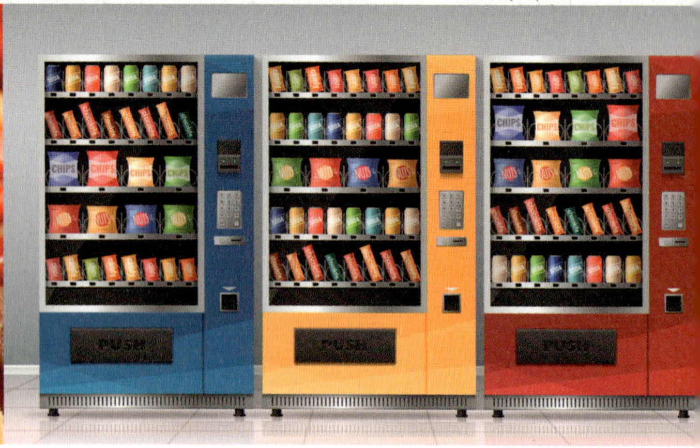

Zahlreiche Verlockungen

KH in g	
30	1 Hotdog in der Bahnhofshalle
28	1 Schokoriegel aus dem Automaten am Gleis
33	1 Erfrischungsgetränk aus der rollenden Zug-Snackbar

= ca. 91 g Kohlenhydrate und 720 kcal

Fast-Food-Buden, Süßigkeitenautomaten und die rollende Snackbar im Zug – ein Tummelplatz für Kohlenhydrate.

Hier können Sie beweisen, wie standhaft Sie sind und wie geschickt Sie Ihre Snacks auswählen.

Um 720 Kalorien zu verbrennen, müssten Sie als 90-Kilo-Mann mehr als 1 Stunde schnell laufen, z. B. dem verpassten Zug hinterherrennen.

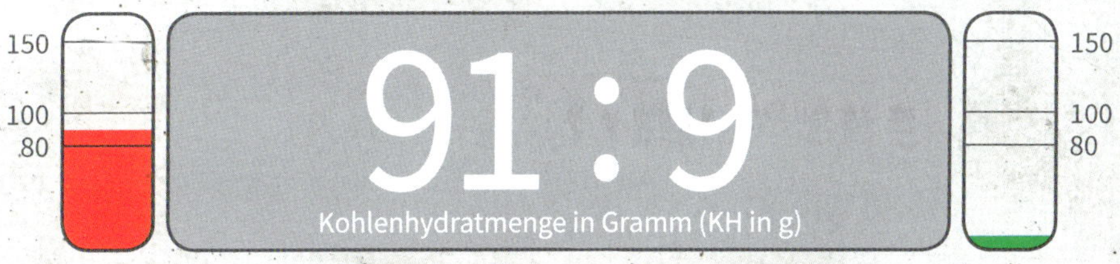

Ausschau halten lohnt sich!

Sehen Sie sich an Fast-Food-Buden oder Lebensmittelgeschäften um nach:

- einer Salatbox mit Thunfisch, Hähnchen oder Schafskäse
- einem frischen Obstsalat
- frischem Obst mit Joghurt
- Buttermilch
- Putenschnitzel, aber bitte ohne Brötchen
- einer kleinen Käseauswahl mit Cocktailtomaten

Genießen Sie im Bordrestaurant in entspannter Atmosphäre:

- eine Tomatencremesuppe
- eine Gemüsesuppe
- einen frischen Salat mit Garnelen oder Rindfleisch
- Fischspezialitäten mit Gemüse

Da leider meistens auch die gesunden Alternativen in Plastik verpackt sind, ist es aus ökologischer Sicht am besten, wenn Sie sich einfach ein Stück Obst kaufen, sich etwas Leckeres von zu Hause mitnehmen oder im Bordrestaurant essen. Grundsätzlich sollten Sie überlegen, ob Sie während der Zugfahrt überhaupt etwas essen müssen. Im Büro würden Sie während der kurzen Zeit vermutlich auch allenfalls ein paar Nüsse zu sich nehmen.

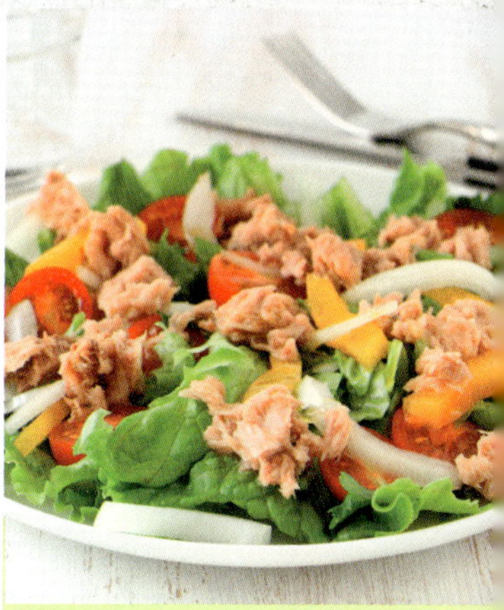

KH in g	Snack
9	gemischter Salat mit Thunfisch »to go«
0	1 Mineralwasser
= ca. 9 g KH und 390 kcal	

IM FLUGZEUG UNTERWEGS

Schwere Snacks in luftiger Höhe

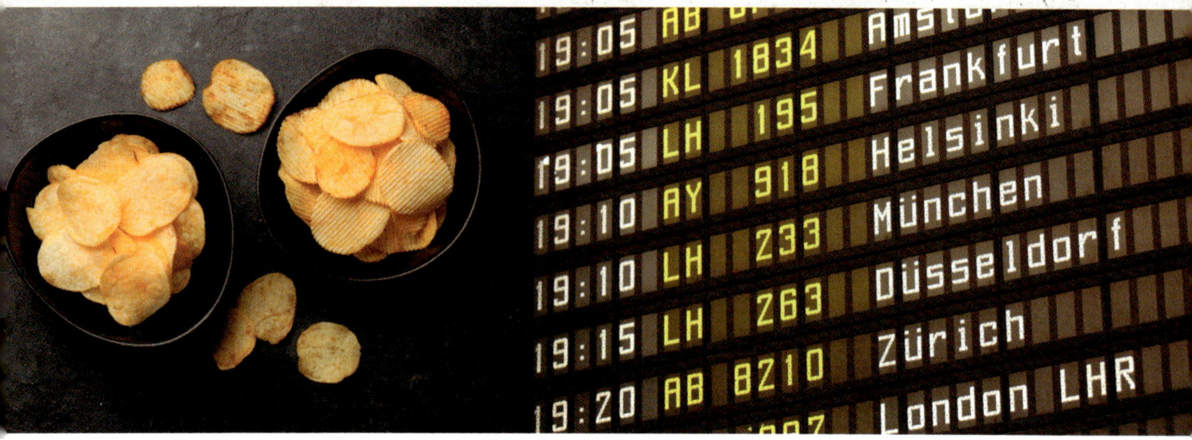

Die Kohlenhydratfalle in der Luft

Hin- und Rückflug an einem Tag

KH in g	7:20 Abflug München – Hamburg
49	1 Packung Waffelschnitten
3	1 Kaffee mit Milch und 1 TL Zucker
	19:30 Rückflug Hamburg – München
10	1 kleine Tüte Chips
16	1 kleine Cola
= ca. 78 g Kohlenhydrate und 610 kcal	

Um 610 Kalorien zu verbrennen, müssten Sie als 90-Kilo-Mann 1,5 Stunden Golf spielen.

Zwei Kurzstreckenflüge an einem Tag sind für viele keine Seltenheit. Wenn Sie dem Snackangebot nicht widerstehen können, sammeln sich knapp 80 Gramm Kohlenhydrate auf Ihrem Tageskonto. Ganz abgesehen von den Verführungen zwischen Check-in und Boarding.

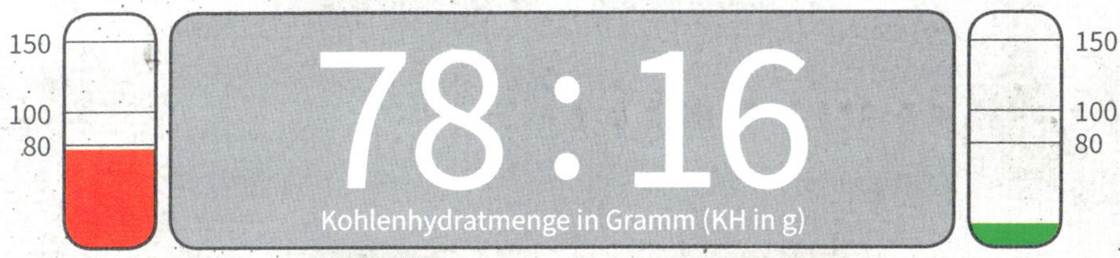

Fliegen statt snacken

Steigen Sie nicht heißhungrig ins Flugzeug, so fällt es Ihnen leichter, zu Waffeln, Chips und Schokoladenherzen Nein zu sagen. Nutzen Sie das Flugzeug als Transportmittel und nicht als Schnellimbiss.

Zurücklehnen und entspannen

Freuen Sie sich auf die große Auswahl an Getränken an Bord. Je nach Tageszeit gibt es interessante Drinks, die Ihnen die Flugzeit ein wenig verschönern und auch zur Entspannung beitragen.

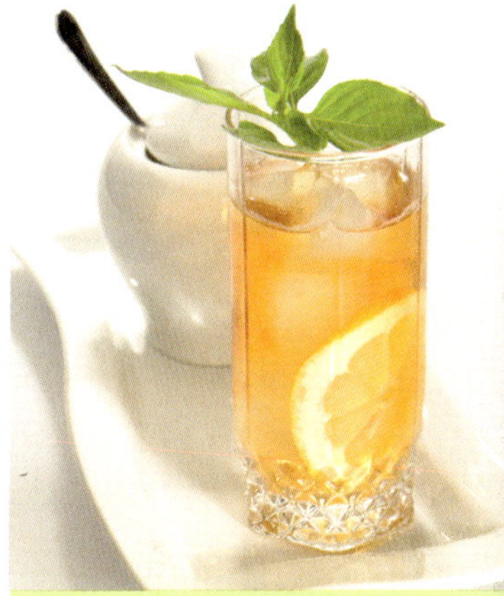

	7:20 Hinflug
KH in g	**München – Hamburg**
13	1 Glas Orangensaft
0	1 Kaffee mit Milch
	19:30 Rückflug
	Hamburg – München
3	1 Glas Tomatensaft
0	1 Tee mit Zitrone
= ca. 16 g KH und 90 kcal	

IN DER KANTINE

»Pommes« – die treuen Begleiter

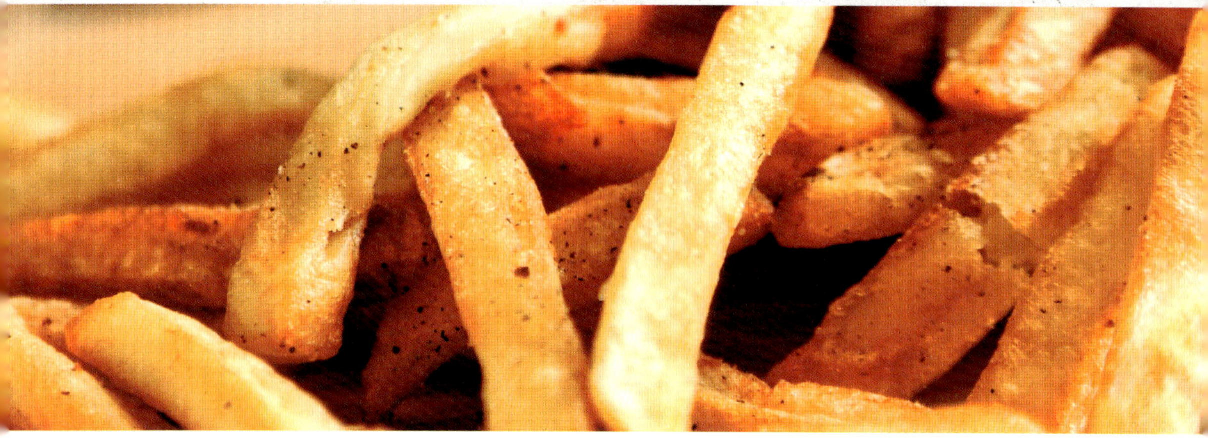

Was gibt's heute?

KH in g	
52	Pommes frites

= ca. 52 g Kohlenhydrate und 550 kcal

Montag

½ Grillhähnchen mit Pommes frites

Dienstag

Cevapcici mit Tsatsiki und Pommes frites

Mittwoch

Currywurst mit Pommes frites

Donnerstag

Wiener Schnitzel mit Pommes frites und Beilagensalat

Freitag

Schollenfilet mit Remouladensauce und Pommes frites

Nur um die 550 Kalorien der Beilage »Pommes frites« zu verbrennen, müssten Sie als 90-Kilo-Mann 1 Stunde Holz hacken.

Leider werden Pommes frites in der Großküche nicht auf dem offenen Feuer zubereitet, sondern in der Fritteuse.

Pommes frites, die beliebteste Beilage, finden sich bei zahlreichen Kantinengerichten. Wenn Sie Ihren Gewohnheiten und Ihrem spontanen Appetit folgen, kann es schnell passieren, dass Sie viermal pro Woche Pommes auf Ihrem Teller finden.

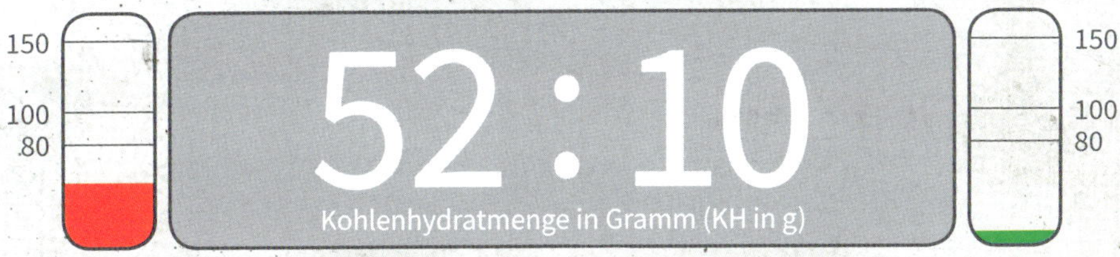

Entgehen Sie den Beilagenfallen in der Kantine, indem Sie folgende Punkte beachten:

Machen Sie einen Wochenplan

Drucken Sie sich den Speiseplan der Woche aus. Markieren Sie die Pommesgerichte und halten Sie am selben Tag nach einem anderen Gericht Ausschau.

Starten Sie mit einer Suppe

Halten Sie Ausschau nach der Tagessuppe. Minestrone, Tomaten- oder Zucchinicremesuppe sind ideal für den Start Ihres Mittagessens. Suppen stillen schnell den ersten Hunger und gelten als ideale Sattmacher.

Greifen Sie zu bei Gemüse

Sofern Sie bei den Beilagen frei wählen können, sollten Sie zum Gemüse greifen. Blumenkohl- oder Brokkoliröschen mit zerlassener Butter, mediterranes Zucchinigemüse oder Gemischtes aus dem Wok.

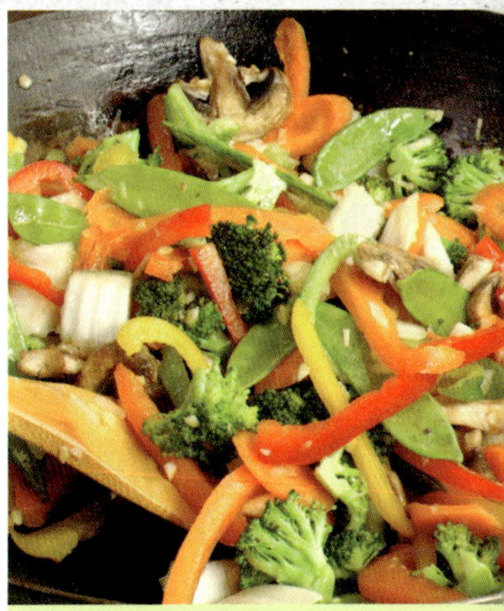

KH in g	Die bessere Beilage
10	gemischtes Buttergemüse
= ca. 10 g KH und 215 kcal	

AM SALATBUFFET

Kartoffelsalat, Nudelsalat und viel Mayonnaise

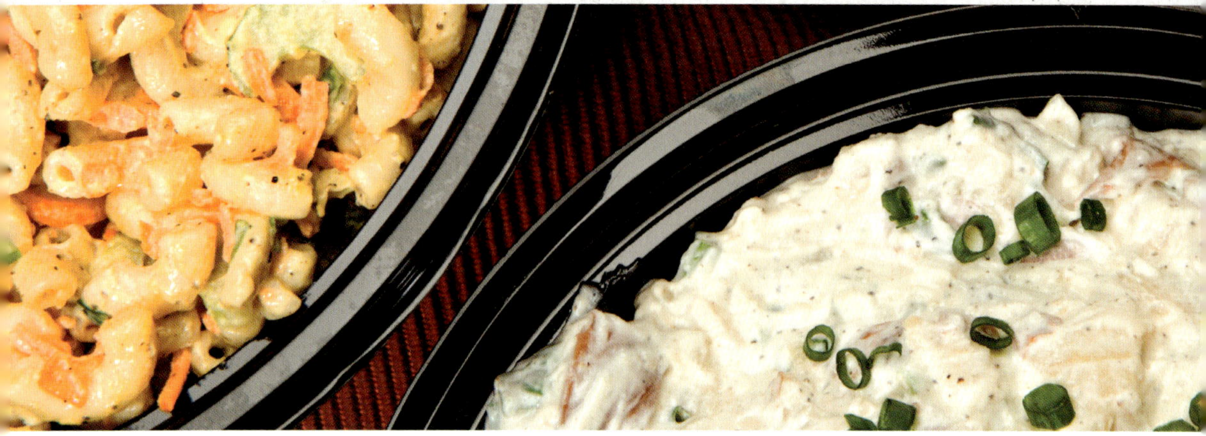

Vorsicht bei Pseudo-Salaten!

KH in g	Der Pseudo-Salatteller
31	2 Portionslöffel Kartoffelsalat
27	2 Portionslöffel Nudelsalat
1	3 Scheiben Salatgurke
2	2 Tomatenviertel
6	1 großer Löffel Fertigdressing
= ca. 67 g Kohlenhydrate und 860 kcal	

Um 860 Kalorien zu verbrennen, müssten Sie als 90-Kilo-Mann über 1,5 Stunden Rasen mähen.

Sie nehmen sich gerne einen großen Teller am Salatbuffet, weil Sie da mehr aufladen können? Diesen beladen Sie dann aber mit Mogelsalaten wie Kartoffel- und Nudelsalat? Auf diese Weise nehmen Sie mit dem Gefühl, Salat gegessen zu haben, eine beachtliche Menge an Kohlenhydraten zu sich. Frisches Gemüse wird leider oft mit Fertigdressing ertränkt.

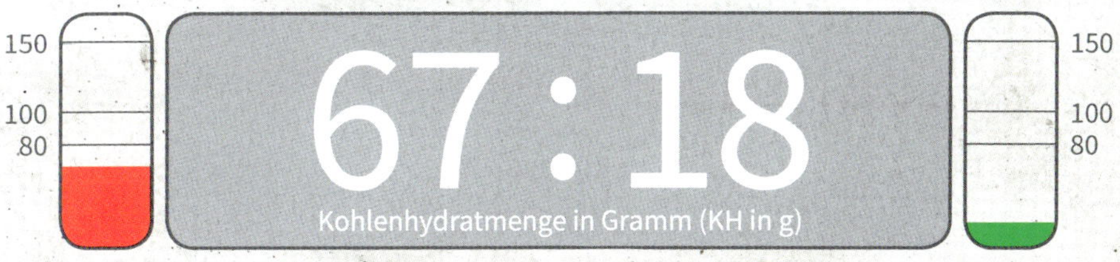

Gehen Sie neue Wege am Salatbuffet

- Wählen Sie wie gewohnt einen großen Teller für Ihren Streifzug am Salatbuffet.
- Suchen Sie sich zuerst ein paar knackige Salatblätter heraus. Im Vergleich zu Eisbergsalat liefern Salatsorten wie Radicchio und Feldsalat nicht nur mehr Geschmack, sondern auch mehr Vitalstoffe.
- Jetzt kommt Farbe ins Spiel. Bedienen Sie sich an den bunten Gemüsesorten wie Karotten, Tomaten, Paprika, Radieschen oder Gurken. Die Ampelfarben sollten sich auf Ihrem Teller wiederfinden, dann pushen Sie Ihr Immunsystem am meisten.
- Kombinieren Sie Ihren Salat mit einer eiweißhaltigen Zutat wie Thunfisch, gekochten Eiern, Schafskäse oder Schinken.
- Halten Sie Ausschau nach den kleinen Extras: Sprossen, Sonnenblumen- oder Kürbiskerne, Walnüsse oder Oliven.
- Trauen Sie sich an die Olivenöl- und Essigflasche ran. Sie stehen nicht zur Dekoration am Salatbuffet, sondern warten darauf, verwendet zu werden.

KH in g	Bunter Salat
1	gemischte Blattsalate
5	Karotten
2	Tomaten
2	Gurken
6	Paprika
0	Schafskäsewürfel
1	Kürbiskerne
1	Olivenöl, Balsamico-Essig
= ca. 18 g KH und 450 kcal	

Greifen Sie am Salatbuffet zu, sooft sich Ihnen die Chance bietet. Herrlich, wenn man die Zutaten nicht selbst stundenlang putzen, waschen und schnibbeln muss.

IM FAST-FOOD-RESTAURANT

Kleiner Aufpreis mit großer Wirkung

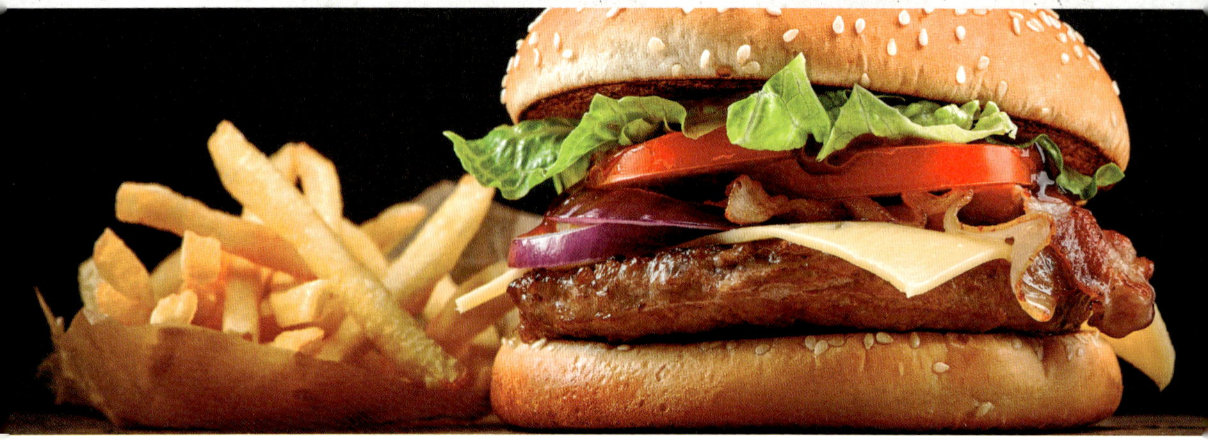

»Darf's ein bisschen mehr sein?«

KH in g	Das XL-Burger-Menü
41	1 großer Burger
42	1 große Portion Pommes frites
53	1 große Cola
= ca. 136 g Kohlenhydrate und 1.260 kcal	

Bei jedem Besuch im Schnellrestaurant stehen Sie vor der Entscheidung, das Standardmenü oder nur für einen kleinen Aufpreis das große XL-Menü zu wählen. Was einmal auf Ihrem Tablett steht, essen Sie auf, egal ob groß oder klein. Allein die Wahl zum XL-Menü bringt 150 Gramm Kohlenhydrate auf Ihr Konto.

Um 1.260 Kalorien zu verbrennen, müssten Sie als 90-Kilo-Mann über 1 Stunde Squash spielen – was mit einem XL-Menü im Bauch eine echte Herausforderung darstellen dürfte.

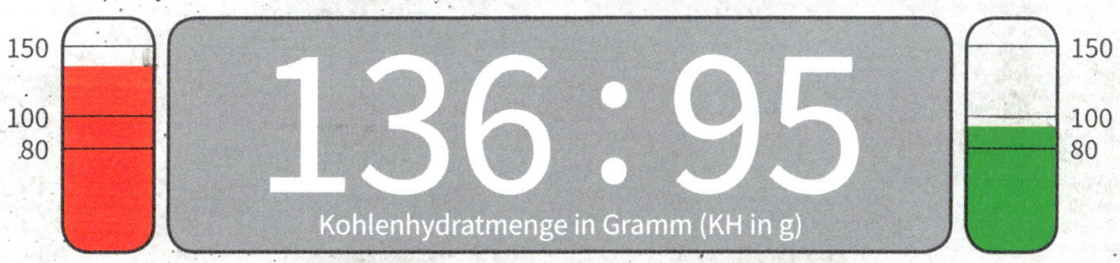

Bewusste Entscheidung für das Standardmenü

Es kommt auf die geschickte Kombination der Speisen an, wenn Sie im Schnellrestaurant Ihre Bestellung formulieren. Egal, ob Sie vom Auto aus bestellen oder den Weg in das Restaurant finden, entscheiden Sie sich bewusst für die kleine bzw. normal große Portion.
Denken Sie an Ihren Bauchumfang und sagen Sie Nein zu verlockenden XL-Sparmenüs. Selbst die gängige Portion liefert mehr als genug Kohlenhydrate.

Unter diesem Link gibt McDonald's Auskunft über Inhaltsstoffe, Allergene und Zutaten: https://www.mcdonalds.com/de/de-de/unsere-verantwortung.html

KH in g	Das Kleine-Burger-Menü
41	1 großer Burger
21	1 kleine Portion Pommes frites
33	1 kleine Cola
= ca. 95 g KH und 910 kcal	

Oft können Sie statt der Pommes frites auch einen Salat als Beilage wählen. So erzielen Sie den größten Spareffekt! Diesmal freut sich Ihr Bauch mehr als Ihr Geldbeutel.

DER PIZZASERVICE

Extra Salami und doppelt Käse

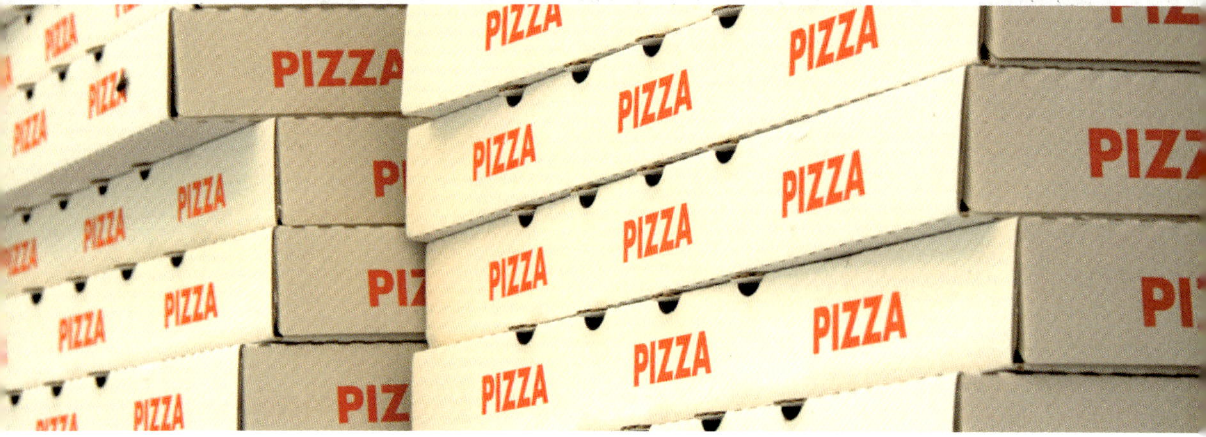

Der »Pizzabauch«

KH in g	Schnell bestellt beim Pizzaservice
82	1 Pizza Salami
16	1 helles Bier
= ca. 98 g Kohlenhydrate und 1.015 kcal	

Um 1.015 Kalorien zu verbrennen, müssten Sie als 90-Kilo-Mann mehr als 1 Stunde brustschwimmen.

Der »Pizzabauch« entwickelt sich rasant bei so viel Komfort: bequem bestellt, ins Haus geliefert und schnell am Schreibtisch verzehrt.

Hinzu kommt, dass die Kombination von viel Käse, fettem Wurstbelag und Pizzateig schwer verdaulich ist und Ihnen viel Energie für den restlichen Tag raubt.

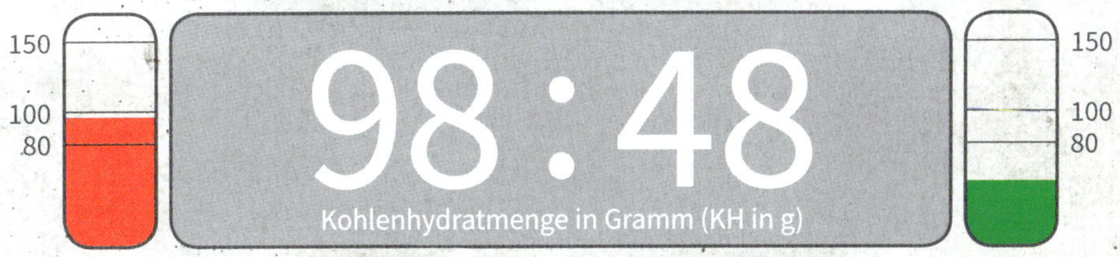

Wenn's schon der Pizzaservice sein muss, dann besser so:

- Bestellen Sie immer einen großen gemischten Salat.
- Wählen Sie ein Essig-Öl-Dressing. Wenn möglich, würzen Sie Ihren Salat mit Ihrem eigenen Olivenöl und Essig. Mitgelieferte Salatdressings sind meist zuckrig und voller Zusatzstoffe.
- Bestellen Sie eine kleine Pizza, Sie sind nie zu alt für eine »Kinderpizza«.
- Versuchen Sie einen »Mitesser« für Ihre Pizza zu finden. Damen schaffen meist nie eine Pizza alleine und teilen gerne mit Ihnen.
- Auch bei der Auswahl des Belags sind Sie der Chef. Zu empfehlen sind hier: Champignons, Artischocken, Peperoni, Thunfisch, frische Paprika, Cherrytomaten, Rucola und Parmaschinken.
- Vermeiden Sie Pizzen wie »Quattro formaggi«, denn da tummeln sich vier fettige Käsesorten auf einem »Kohlenhydratbett«.

Je dünner der Boden, umso weniger Kohlenhydrate fallen an. Wenn Sie die Pizza ohne Rand essen, sparen Sie zusätzlich bis zu einem Drittel an Kohlenhydraten.

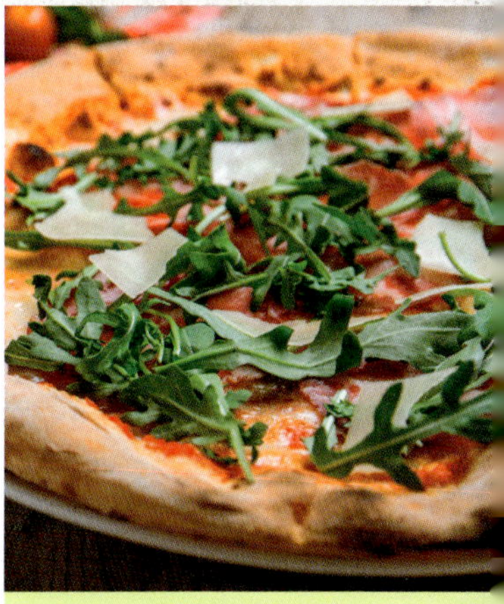

KH in g	Ihre Bestellung:
7	1 gemischter Salat mit Tomaten, Karotten und Gurken
41	½ Pizza mit Rucola, Parmaschinken und Parmesan
0	1 Mineralwasser
= ca. 48 g KH und 510 kcal	

Fragen Sie ruhig nach dem verwendeten Käse: Viele Pizzerien werben mit gutem Mozzarella, aber leider wird auch häufig Analogkäse benutzt.

MITTAGSMENÜ IM RESTAURANT

Verlockende Angebote zur Mittagszeit

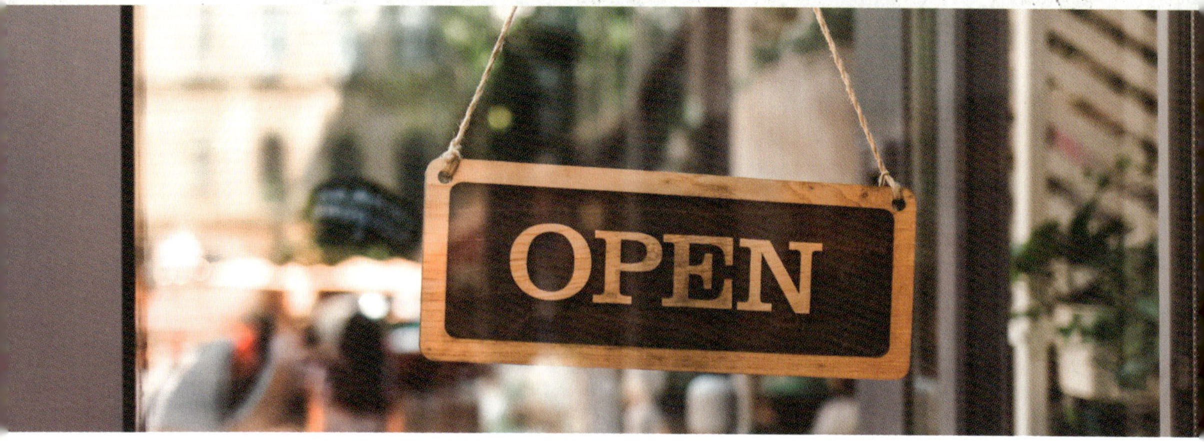

Fatale Menükombination

KH in g	
25	Kartoffelsuppe
	***
2	Hausgemachte Rinderroulade
30	mit Kartoffelpüree
	***
24	Mokkacreme

= ca. 81 g Kohlenhydrate und 945 kcal

Um 945 Kalorien zu verbrennen, müssten Sie als 90-Kilo-Mann mehr als 3 Stunden spazieren gehen. Reicht Ihre Mittagspause dafür aus?

Dieses Mittagsmenü macht gleich dreimal negative Schlagzeilen:

- zu viele Kohlenhydrate
- kein Gemüse bzw. Salat
- Extraportion Zucker im Dessert

Ähnlich fatale Kombinationen sind:

- Pfannkuchensuppe, Backerbsensuppe, Leberknödelsuppe
- Schnitzel mit Pommes, Fleischspieß mit Bratkartoffeln, Schweinebraten mit Kartoffelknödel, überbackener Camembert mit Preiselbeeren, Spaghetti Bolognese
- Milchreis, Vanillepudding, weiße Schokoladenmousse

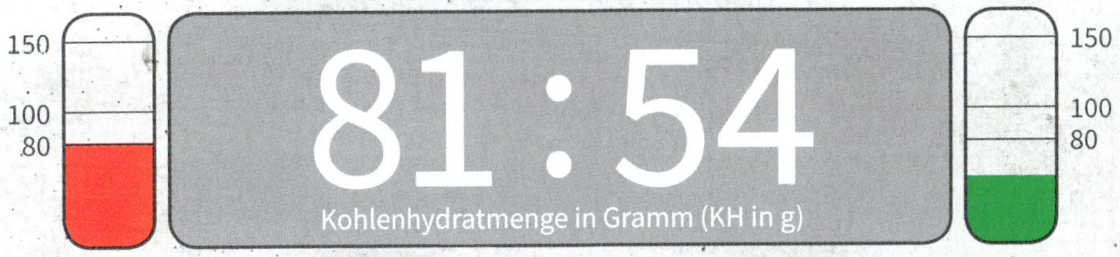

So wählen Sie Ihr Mittagsmenü richtig aus

- Eine Gemüsesuppe als Starter ist immer eine gute Wahl.
- Als Hauptspeise können Sie Fisch- oder Fleischgerichte mit Gemüse oder Salat wählen.
- Zum Abschluss dürfen Sie gerne frisches Obst oder eine Joghurt- bzw. Quarkspeise genießen. Aber Achtung – häufig ist diese sehr zuckrig.

KH in g	Ein optimales Gericht
12	Minestrone
	***
1	Fischfilet in Kräuter-
	sauce mit gedünstetem
12	Gemüse, u. a. mit
	Fenchelgemüse
	***
29	frischer Obstsalat
= ca. 54 g KH und 460 kcal	

Wussten Sie schon?
Fenchel enthält ätherische Öle, viele Vitamine und Aminosäuren, die sich positiv auf Psyche und Immunsystem auswirken.

Gut gelungene Menükombis

Minestrone · Tomatensuppe · Zucchinisuppe

Lachsfilet mit gedünstetem Gemüse · Steak mit Grillgemüse · Linsen-, Bohnen-, Erbseneintopf · Gemüseauflauf

Fruchtsorbet · Quark-Joghurt-Speise mit frischen Früchten · frischer Obstteller

Extra-Sparbonus:
Genießen Sie als Dessert einen Espresso und Sie haben sich auch die Nachspeise gespart.

SÜßE NACHSPEISEN

Etwas Süßes hat immer noch Platz

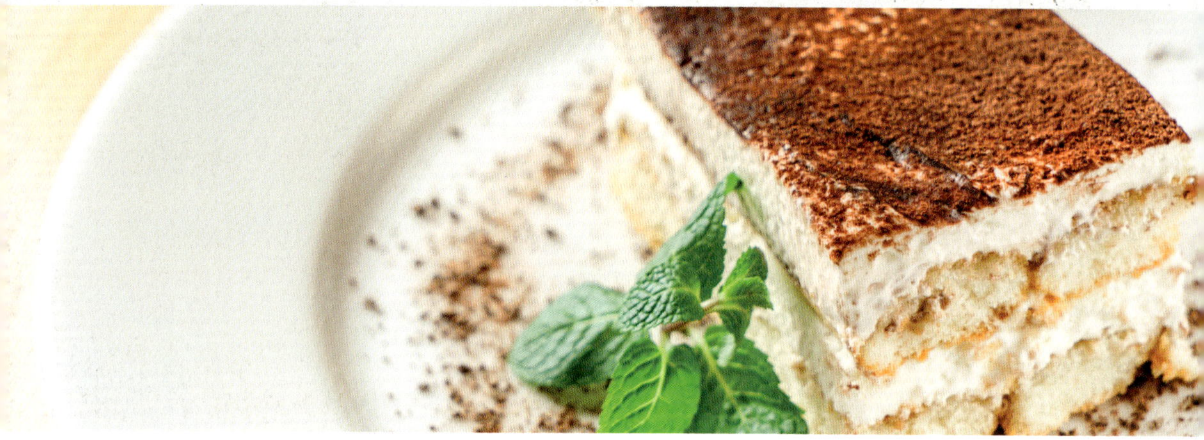

Die süße Versuchung

KH in g	Wie Mousse au Chocolat, Eiscreme oder Tiramisu die KH-Bilanz verschärfen
35	1 Schälchen Tiramisu um 12 Uhr
26	1 Becher Schokopudding um 20 Uhr
= ca. 61 g Kohlenhydrate und 450 kcal	

Um 450 Kalorien zu verbrennen, müssten Sie als 90-Kilo-Mann fast 1,5 Stunden Rad fahren.

Eine Mahlzeit ist für Sie erst dann komplett, wenn sie mit einem Dessert abgerundet wird? Sie freuen sich schon auf das herrliche Mittagsmenü beim Italiener um die Ecke, bei dem ein Schälchen Tiramisu als Dessert gereicht wird. Abends runden Sie Ihr Abendessen mit einem Becher Schokopudding ab, denn für Süßes ist doch immer noch Platz. Bei sieben Mittag- und sieben Abendessen pro Woche summieren sich 14 Desserts – das ist eine beachtliche Menge an Kohlenhydraten.

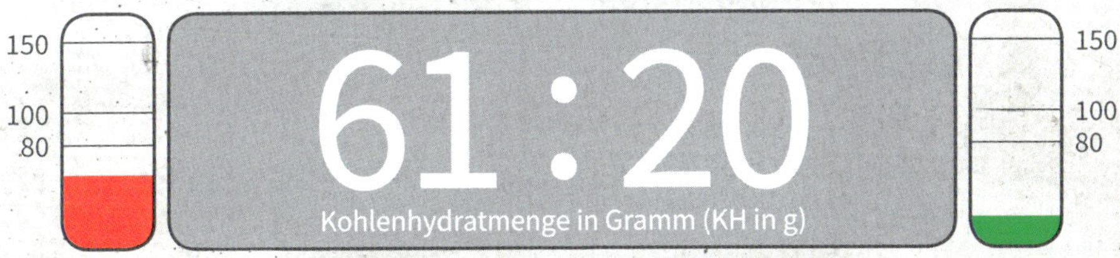

Stellen Sie Ihre Dessertgewohnheiten schrittweise um

- Sie sind es gewohnt, dass ein Menü mit einem besonderen und intensiven Geschmack abgerundet wird? Dann nutzen Sie gerade beim Italiener Ihres Vertrauens die Möglichkeit, einen guten Espresso zum Abschluss zu trinken. Selbst wenn Sie diesen mit einem Teelöffel Zucker süßen, schneiden Sie in Ihrer Kohlenhydratbilanz gut ab.

- Nach dem Abendessen zu Hause öffnen Sie wie gewohnt den Kühlschrank. Nehmen aber statt des Schokopuddings einen Becher Naturjoghurt heraus und verfeinern diesen mit einem Teelöffel fruchtiger Marmelade.

- Ein Stück Schokolade, das einen Kakaoanteil von mindestens 85 Prozent hat, zergeht langsam im Mund und hinterlässt einen lang anhaltenden und wohligen Dessertgeschmack. Hier können Sie sich auch im Büro eine Tafel deponieren. So können Sie das Dessert der Kantine getrost links liegen lassen und an Ihrem Arbeitsplatz dann in Ruhe ein Stück genießen.

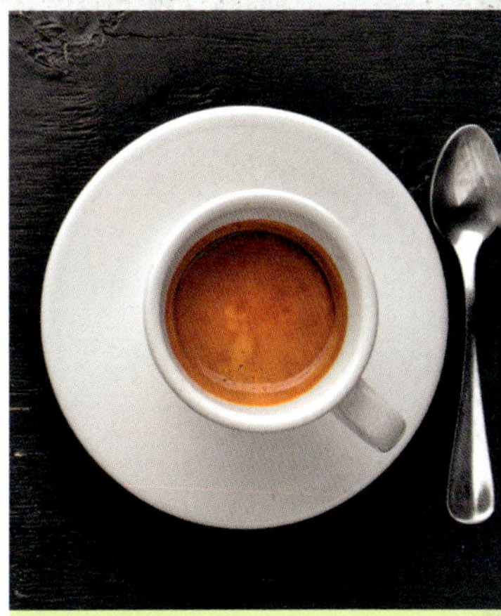

KH in g	**Ihr Dessert:**
3	1 Espresso mit 1 TL Zucker
12	1 Naturjoghurt mit 1 TL Marmelade
5	1 Rippe Schokolade (85 % Kakaoanteil)
= ca. 20 g KH und 240 kcal	

Bei vielen Mittagsmenüs dürfen Sie zwischen Vorspeisensalat und Dessert wählen. In aller Regel ist die Vorspeise weniger kohlenhydrathaltig und fast zuckerfrei.

BUNTE FRÜCHTE

Bananen, Trauben, Trockenfrüchte

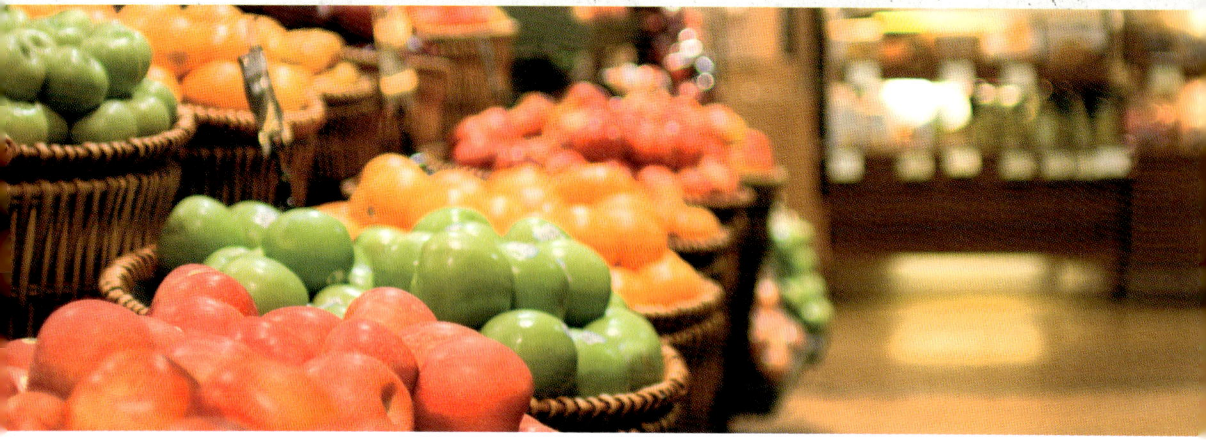

Der »Früchtebauch«

KH in g	
27	1 Banane
23	1 Handvoll Trauben
= ca. 50 g Kohlenhydrate und 225 kcal	

Um 225 Kalorien zu verbrennen, müssten Sie sich als 90-Kilo-Mann eine ½ Stunde lang intensiv mit Ihrem Punchingball beschäftigen.

Sicher denken Sie: »Jetzt esse ich doch schon regelmäßig zwei Portionen Obst am Tag. Was ist denn nun schon wieder verkehrt?«
Die Gefahr lauert in den süßen Früchten, vor allem in Bananen und Trauben. Wussten Sie, dass eine Banane mehr Kohlenhydrate hat als 100 Gramm Pommes frites? Auf die richtige Auswahl an Obst kommt es an. Ansonsten lässt sich Ihr gut gemeinter Früchteteller schnell als »Obstbauch« langfristig bei Ihnen nieder.

Vorsicht ist auch bei getrockneten Früchten geboten, z. B. bei Feigen, Datteln, Pflaumen und Rosinen.

Dosenobst schießt sich aufgrund des hohen Zuckergehalts und der mangelnden Frische selbst ins Aus.

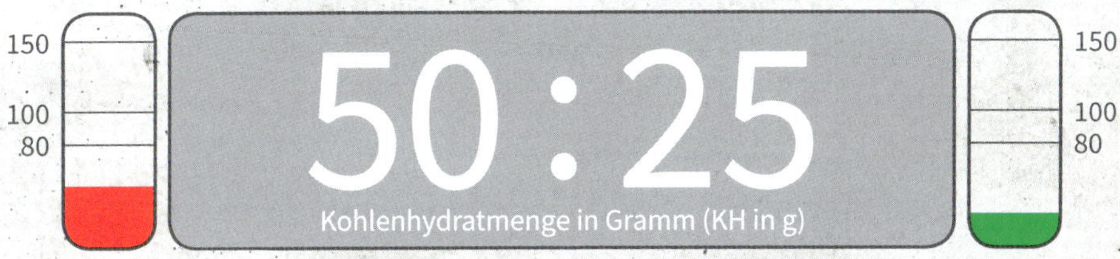

Gute und schlechte Früchtchen

Zu empfehlen sind alle Früchte, die nicht übermäßig süß schmecken. Dazu gehören u. a. Äpfel, Birnen, Kiwis, Orangen und alle Beerenfrüchte, wie Erdbeeren, Heidelbeeren, Brombeeren, Himbeeren.

Weniger verzehren sollten Sie Trauben, Bananen, Mangos, Feigen und Ananas.

Schnelle Früchtchen

Aufgeschnittene Früchte können Sie mittlerweile in jedem Supermarkt, beim Bäcker, am Imbissstand am Flughafen, Bahnhof oder an der Autobahnraststätte bekommen. Ihnen wird hier häufig eine gelungene Mischung aus Äpfeln, Wasser- und Honigmelonen, Ananas, Kiwis und Papaya angeboten.

Ganze Früchtchen

Jeder Supermarkt bietet Ihnen gut sortiertes Obst aus heimischen Gebieten an. Fruchtstände am Straßenrand, vor dem Bahnhof oder auf dem Markt erleichtern Ihnen den schnellen Obsteinkauf. Auf dem Wochenmarkt macht der Einkauf am meisten Spaß, wenn Sie sich von Farben und Gerüchen inspirieren lassen können.

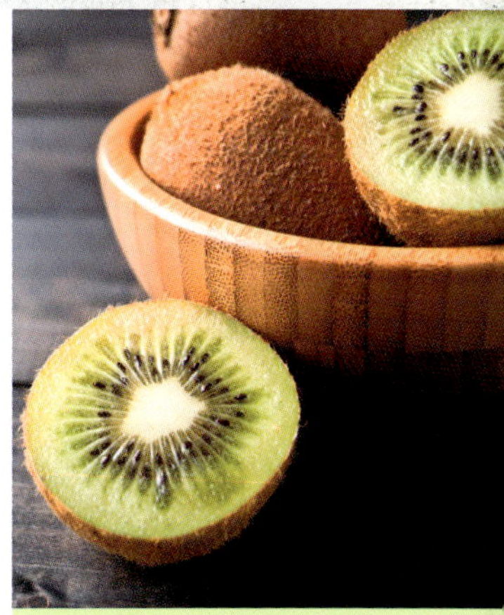

KH in g	Leichte Früchtchen
15	1 Birne
10	2 Kiwis
= ca. 25 g KH und 120 kcal	

Die Umwelt dankt es Ihnen dreifach:

1. Kaufen Sie saisonales Obst aus regionalem Anbau und vermeiden Sie so einen hohen CO_2-Ausstoß durch kürzere Transportwege.
2. Suchen Sie sich eine Alubox aus – gibt es auch mit persönlicher Gravur – und bereiten Sie sich Ihr Obst zu Hause vor. So müssen Sie nicht auf Obst in Plastikdosen zurückgreifen.
3. Tragen Sie stets einen wiederverwendbaren Obstbeutel in Ihrer Tasche, um Ihre Obsteinkäufe nicht ständig in neuen Plastiktüten zu verpacken. Diese gibt es mittlerweile in fast allen Supermärkten zu kaufen.

DUFTENDER KAFFEE

Wachmacher mit viel Milch und Zucker

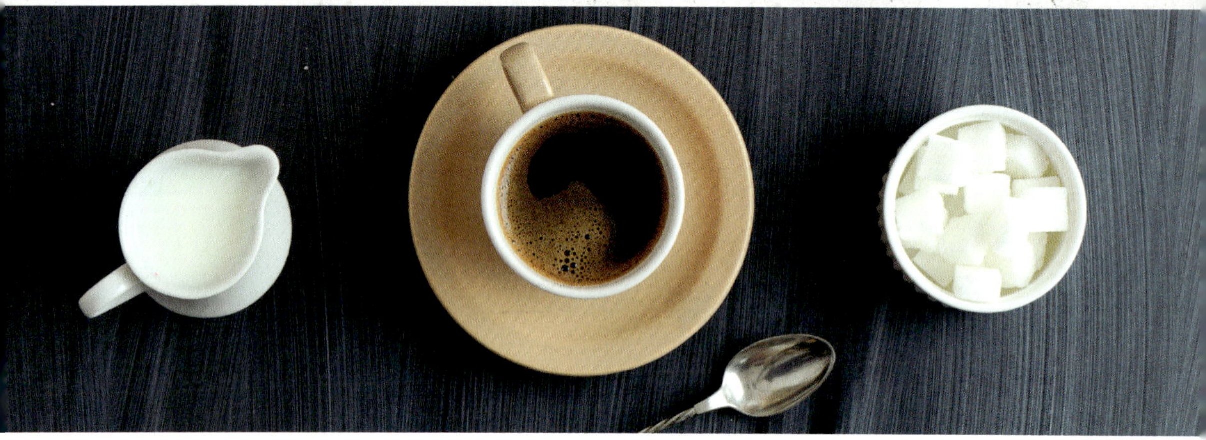

Die Tasse Kaffee – Ihr ständiger Begleiter

2 Tassen *Frühstückskaffee*
1 Tasse *Bürokaffee*
1 Tasse *Meetingkaffee*
1 Tasse *Mittagskaffee*
1 Tasse *Nachmittagskaffee*

Sie trinken Ihren Kaffee mit einem Schuss Milch und zwei Löffel Zucker?

KH in g	
39	6 Tassen Kaffee mit Milch und 12 TL Zucker

= ca. 39 g Kohlenhydrate und 180 kcal

Um 180 Kalorien zu verbrennen, müssten Sie als 90-Kilo-Mann 20 Minuten Gewichte stemmen. Statt Kaffeepause also demnächst lieber ins Fitnessstudio.

Nicht die Kaffeemenge fällt ins Gewicht, sondern die Menge der weißen Komponenten: Milch und Zucker.

Bei der einzelnen Tasse fällt der Zucker nicht so ins Gewicht, aber werfen Sie mal einen scharfen Blick auf Ihre Tagesbilanz. Mit sechs Tassen Kaffee, die Sie jeweils mit zwei Löffeln Zucker süßen, summieren sich 40 Gramm Kohlenhydrate.

Kaffee ist nicht gleich Kaffee

Von Espresso bis Latte macchiato, von Filterkaffee bis Instantpulver, hier gibt es große Unterschiede.

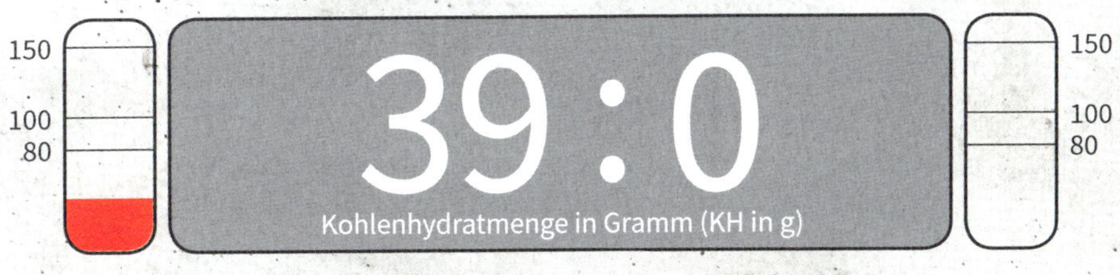

Keine Kohlenhydrate und keine Kalorien

Kaffee schwarz – egal ob Espresso oder Filterkaffee. Dieser liefert keine Kohlenhydrate oder Kalorien. Mit diesem koffeinhaltigen Heißgetränk haben Sie früh morgens und am Nachmittag einen guten Wachmacher an Ihrer Seite.

Wenig Kohlenhydrate und wenig Kalorien

Beim Cappuccino oder Milchkaffee wird der Kaffee mit 100 bis 200 Milliliter Milch oder Milchschaum verfeinert. Solange Sie ihn ohne Zucker trinken, bleibt er kohlenhydratarm.

Viele Kohlenhydrate und viele Kalorien

Die meisten Kohlenhydrate und Kalorien sammeln sich beim gesüßten Cappuccino, Milchkaffee und Latte macchiato an. Kaffeegetränke auf Basis von Instantpulver, wie sie häufig in Kaffeevollautomaten in öffentlichen Räumen oder Unternehmen eingesetzt werden, enthalten eine große Menge Zucker. Wenn Sie diese noch extra süßen, können Sie Ihren Kaffee einer Rippe Schokolade gleichsetzen.

Aufgepasst bei Münz-Kaffeeautomaten

Cappuccino und Latte Macchiato aus dem Automaten sind häufig viel süßer aufgrund der sehr zuckrigen Fertigmischungen, die dort im Einsatz sind. Auch liefert der Kaffeeautomat meistens keine frische Milch, sondern sogenannte Kaffeeweißer aus Pflanzenfett und Zusatzstoffen.

KH in g	Black ohne White
0	6 Tassen Kaffee schwarz
= ca. 0 g KH und 0 kcal	

Probieren Sie auch mal eine neue Art der Kaffeezubereitung: gefiltertes Wasser, eine andere Maschine oder andere Kaffeebohnen. Oft schmeckt Ihr Kaffee dann nicht mehr so bitter und es ist weniger Zucker nötig.

Kleine Schritte

Gewöhnen Sie sich Tasse für Tasse an eine geringere Zuckermenge.

SÜẞE GETRÄNKE

Von Apfelschorle bis Orangensaft

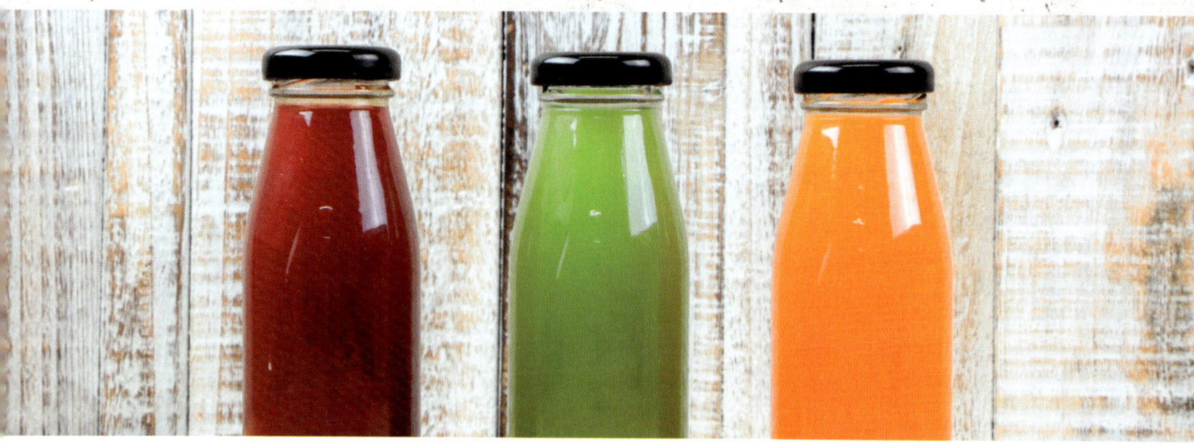

Fruchtsaftschorlen von früh bis spät

KH in g	
18	1 Glas Orangensaft zum Frühstück
5	1 kleine Flasche Apfelschorle im Büro
21	1 Fläschchen Apfelsaft beim Meeting
5	1 Glas Apfelschorle in der Kantine
25	1 Glas Multivitaminsaft am Nachmittag
31	1 große Johannisbeerschorle abends
	Insgesamt 1 Liter Fruchtsaft in verschiedenen Geschmacksrichtungen
= ca. 105 g Kohlenhydrate und 500 kcal	

Um 500 Kalorien zu verbrennen, müssten Sie als 90-Kilo-Mann tagsüber 40 Minuten mountainbiken. Machen Sie Ihr Fahrrad also fit für den Berg!

Sie starten den Tag mit einem Glas »gesundem« Orangensaft, auf dessen Packung »ohne Zuckerzusatz« steht. Sie verkneifen sich während des Tages diverse Male den Griff zum Softdrink und entscheiden sich stattdessen für einen Fruchtsaft oder eine Schorle? In Sachen Kohlenhydrate stehen die bunten Säfte im Vergleich zu den Softdrinks kaum besser da. Beides ist süß und zuckrig.

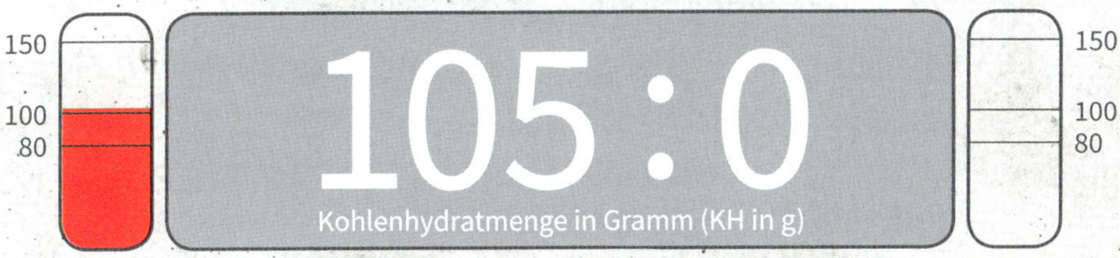

Stündlich ein Glas Wasser

Ihr Körper braucht Flüssigkeit, um leistungsfähig zu sein. Am besten, Sie trinken stündlich ein Glas Wasser. Auf diese Weise versorgen Sie Ihren Körper mit Flüssigkeit, ohne Kohlenhydrate und Kalorien zu tanken.

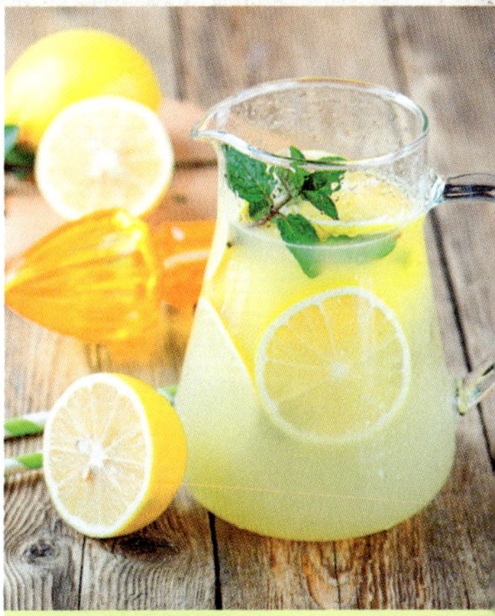

KH in g	Erfrischung pur
0	2 l Mineralwasser
	mit Zitronensaft
= ca. 0 g KH und 0 kcal	

Vielfältige Wassersorten

Suchen Sie sich aus dem reichhaltigen Angebot an Mineralwässern eine Sorte aus, die Ihnen gut schmeckt. In Ihrem Getränkemarkt werden Sie sicher fündig. Wein kaufen Sie auch am liebsten nach einer Weinprobe – lassen Sie sich doch auch mal auf eine Wasserverkostung ein! Wasser aus der Leitung hat in Deutschland Trinkwasserqualität und ist sicher die einfachste Lösung. Lediglich in altem Bauwerk können veraltete Rohrleitungen einen unangenehmen Beigeschmack verursachen.

Wasser »to go«

Suchen Sie sich eine Trinkflasche aus, die Sie immer dabeihaben. Wählen Sie aus dem reichhaltigen Angebot aus: Die kompakte und handliche 1-Liter-Plastikflasche, die robuste Aluminiumflasche oder die edle Glasflasche. Die Wasserflasche unbedingt in Blicknähe platzieren. So werden Sie ans Trinken erinnert.

Mehr Geschmack im Wasser

Schmeckt nicht nur erfrischend, sondern sieht auch sehr hübsch aus: Zitronen, Orangen oder Äpfel in Scheiben schneiden und ins Wasserglas bzw. in die Karaffe geben. Im Sommer passen Minze und Zitronenmelisse sehr gut dazu. In den Wintermonaten können Sie das Wasser mit ein paar Scheiben Ingwer bekömmlich machen.

Wenn es unbedingt Fruchtsaft sein soll, dann auf das richtige Mischungsverhältnis achten:

100 ml Saft : 900 ml Wasser.

FRUCHTSCHNITTE UND CO.

Süßes für zwischendurch

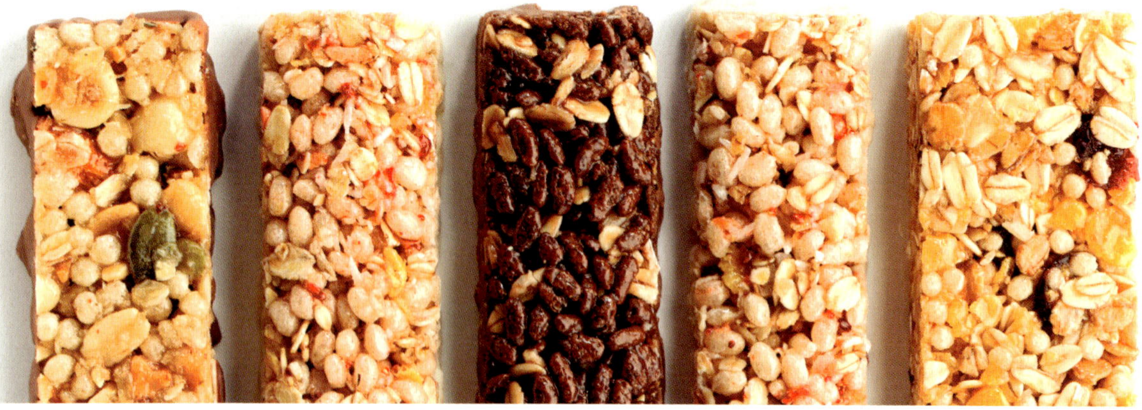

Der zuckrige Riegel

KH in g	
11	1 Müsliriegel mit Haferflocken, Haselnüssen und Mandeln
11	1 Müsliriegel mit Trockenfrüchten und Mandeln
11	1 Müsliriegel mit Schokolade
19	1 Himbeerfruchtschnitte
= ca. 52 g Kohlenhydrate und 430 kcal	

Um die Kalorien von vier Müsliriegeln zu verbrennen, müssten Sie als 90-Kilo-Mann fast eine ½ Stunde inlineskaten.

Sie meinen, mit Müsliriegeln und Fruchtschnitten stillen Sie Ihren kleinen Hunger zwischendurch mit einer gesunden Kleinigkeit? Leider nein! Denn allein durch diese Süßigkeit erhöhen Sie unnötig Ihre Kohlenhydratmenge.

Müsliriegel und Fruchtschnitten gaukeln uns Gesundheit durch Werbebotschaften, wie z. B. »Süße nur aus Früchten« oder »mit 60 Prozent Kakao«, vor. Aber süß sind die Riegel allemal, sie sättigen nur kurz, und Sie greifen schnell zum zweiten oder dritten Riegel der Großpackung.

150
100
80

52 : 17

Kohlenhydratmenge in Gramm (KH in g)

150
100
80

Erfrischende Snacks für zwischendurch

▶ **Sofort zur Hand**

Genießen Sie Ihren Apfel, die Nektarine oder die mitgebrachten Himbeeren aus der Schale.

▶ **In 2 Minuten fertig**

Schnippeln Sie in einen Becher Naturjoghurt ein Stück Obst Ihrer Wahl hinein. Bei den meisten Beeren entfällt sogar das Schnippeln.

▶ **Zu Hause zubereitet und sofort zur Hand**

5 Minuten zu Hause buntes Obst und knackiges Gemüse in Schnitze und Streifen geschnitten, in der Lunchbox verpackt – und jetzt einfach zulangen und genießen.

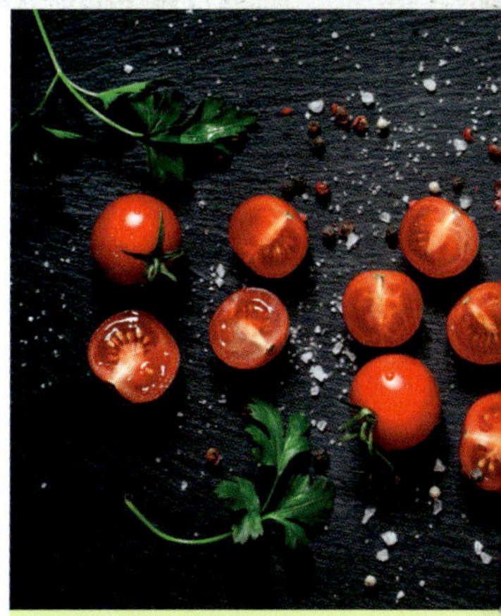

KH in g	Die Alternative:
8	½ Nektarine
3	3 EL Himbeeren
5	½ Paprikaschote (in Streifen)
1	5 Cherrytomaten
= ca. 17 g KH und 90 kcal	

Ihre Challenge:
Versuchen Sie doch mal eine Woche auf bestimmte Dickmacher zu verzichten.
Wie fühlt es sich an, wenn Sie mal eine Woche auf Schokolade, salzige Snacks oder Alkohol verzichten? Sie werden sicher schnell merken, dass Sie häufig aus Gewohnheit snacken. Nach einer Woche Verzicht sind Sie nicht nur sehr stolz auf Ihre Leistung, sondern auch um einige Kohlenhydrate leichter.

Snacken Sie etwas Frisches und Sie tun Ihrem Körper wirklich etwas Gutes.

SÜẞIGKEITEN IM XL-FORMAT

Snacken, was die Packung hergibt

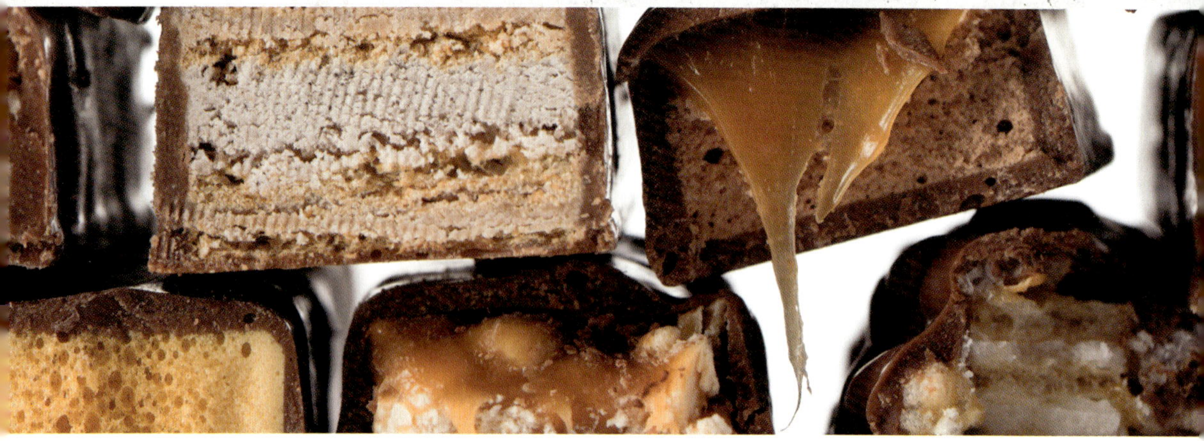

Schokoriegel im Mengenrabatt

KH in g	
28	1 Schokoriegel nach dem Mittagessen
28	1 Schokoriegel am Nachmittag
28	1 Schokoriegel im Auto auf der Heimfahrt

= ca. 84 g Kohlenhydrate und 680 kcal

Es ist so einfach: ein Griff in die Schublade, ins Handschuhfach oder in die Aktentasche. Schließlich haben Sie Ihre Schokoriegel im Fünferpack gekauft und an für Sie strategisch wichtigen Stellen verteilt. Sobald es stressig wird, heißt es nur noch: aufreißen, reinbeißen und weg ist er – der Riegel. Nicht ganz, denn die zusätzlichen Kohlenhydrate lassen sich in Ihrem Bauchring leicht unterbringen.

Selbst wenn Sie am Tag nur einmal zugreifen, somit fünf Schokoriegel in der Woche essen, haben Sie bereits 200 Schokoriegel im Jahr auf Ihren Hüften sitzen.

Um die Kalorien von drei Schokoriegeln zu verbrennen, müssten Sie als 90-Kilo-Mann fast 2,5 Stunden mit Ihrem Hund oder dem Ihrer Nachbarin Gassi gehen. Mit dem Hund spazieren gehen – selbst wenn man gar keinen hat – zählt zu den gesündesten Sportarten überhaupt.

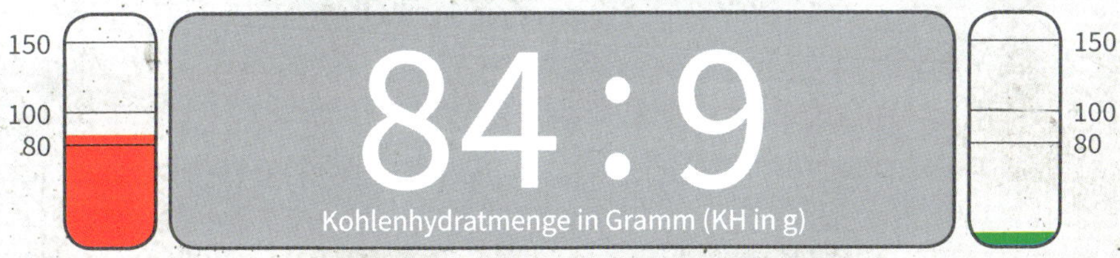

Drei Wege aus der »Schokoriegelfalle«

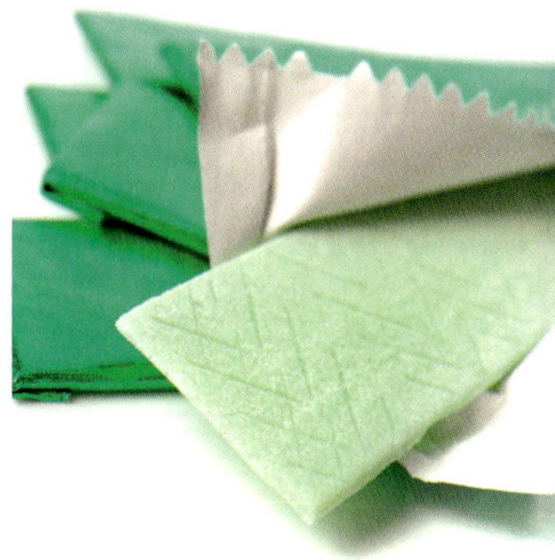

▶ **Halten Sie sich zurück beim Kauf von Großpackungen**

Wenn Sie bei Lust auf Süßigkeiten nicht jedes Mal einen Riegel griffbereit haben, sind Sie Versuchungen weniger ausgesetzt. Auch die Tüten mit bis zu 15 kleinen Riegeln sollten Sie meiden, denn auch diese Tüte ist schneller leer, als sie vermuten.

▶ **Gönnen Sie sich etwas richtig Gutes**

Eine teure Edelschokolade ist längst nicht so schnell verspeist wie ein Schokoriegel, den es überall zu kaufen gibt. Besondere Süßigkeiten genießen Sie erfahrungsgemäß meist länger.

▶ **Naschen ja, aber richtig**

Hochwertige Schokoladensorten (mindestens 80 Prozent Kakaoanteil!) mit intensiven Geschmacksrichtungen, wie z. B. Ingwer, Chili oder rosa Pfeffer, essen Sie in der Regel nicht in so großen Mengen wie die altbekannten süßen Schokoriegel.

KH in g	**Ihr Snack für zwischendurch:**
4	1 Rippe Schokolade (80 % Kakaoanteil mit Ingwergeschmack) nach dem Mittagessen
5	1 Minitäfelchen Schokolade (mit 80 % Kakaoanteil) am Nachmittag
0	1 Kaugummi (zuckerfrei) im Auto
= ca. 9 g KH und 200 kcal	

Wenn Sie dem Heißhunger auf süß oder salzig nicht widerstehen konnten, verzeihen Sie sich Ihre Gelüste. Vermutlich fühlen Sie sich nach der geleerten Chipstüte oder der Tafel Schokolade voll und schlecht – und haben für längere Zeit sowieso genug davon. Sie sollten aber in den Tagen darauf etwas bedachter essen und sich noch mehr bewegen als an den anderen Tagen.

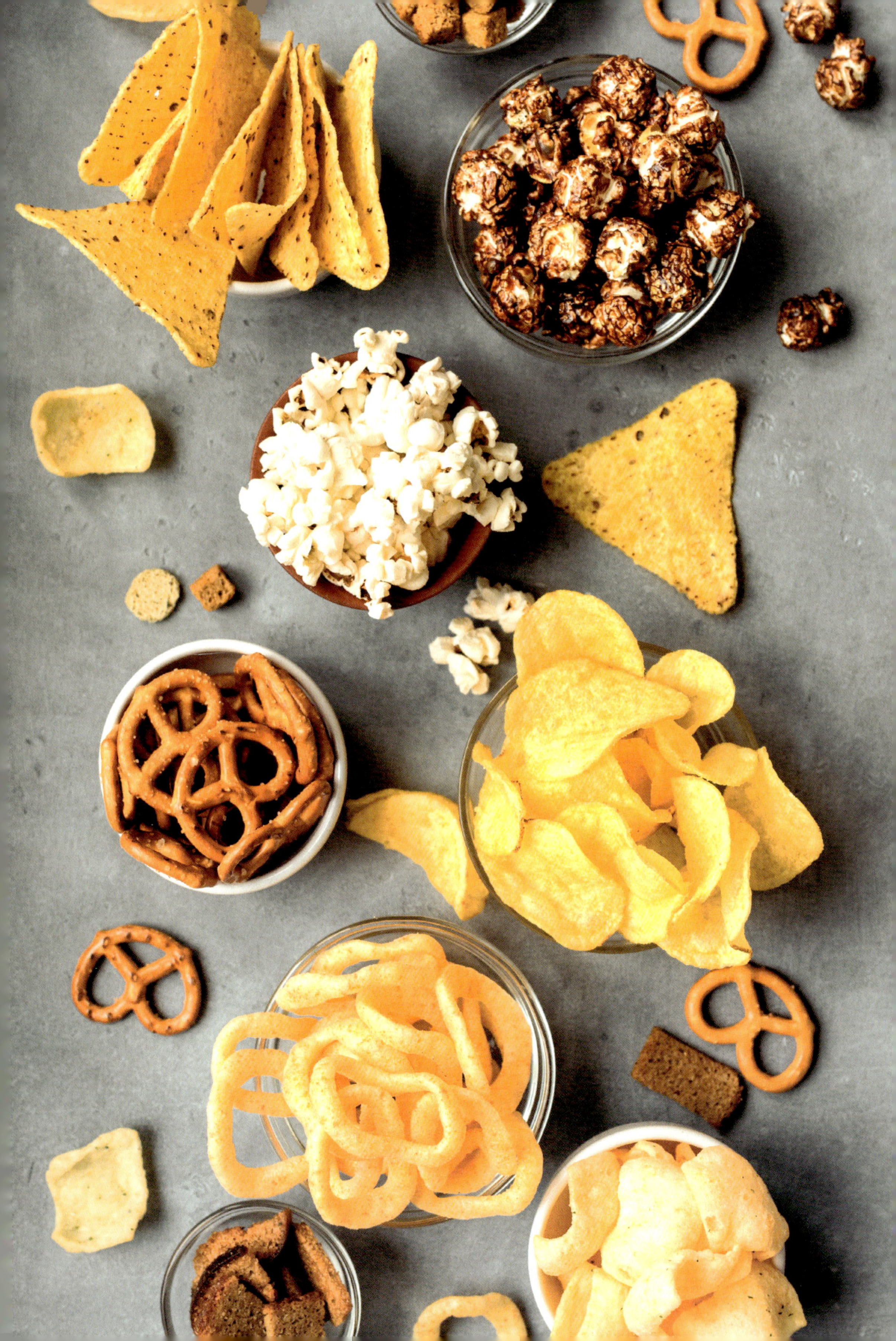

ERNÄHRUNGSFALLEN AM ABEND

SUPERMARKTFALLEN IM VISIER

Erkennen und umgehen

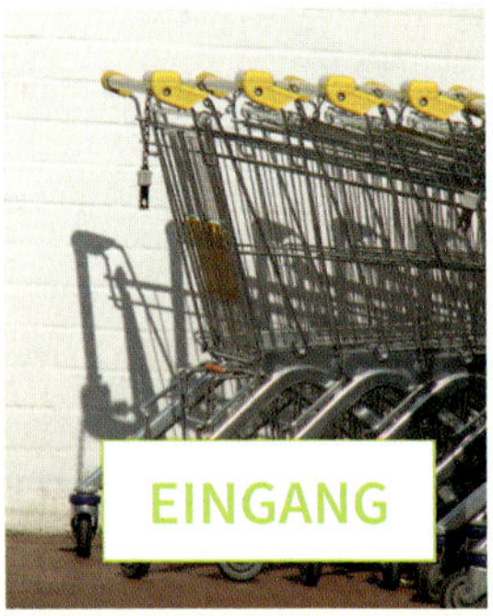

EINGANG

Ihr Wagen muss nicht voll werden.
Der XXL-Einkaufswagen soll Ihre kleinen Einkäufe »mickrig« aussehen lassen. Lassen Sie sich nicht zum Mehrkaufen verleiten und nehmen Sie direkt den kleinen Einkaufskorb.

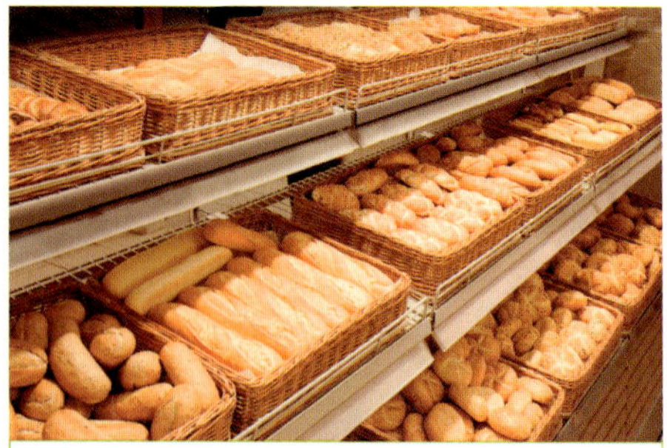

DUFT VON FRISCHEM BROT

Vom Duft geleitet.
Der Duft von frisch gebackenem Brot – aus der Backstube oder sogar künstlich erzeugt – regt automatisch Ihren Appetit an. Wenn Sie ohne Einkaufszettel unterwegs sind, ist die Gefahr groß, dass Sie aus dem Bauch- bzw. Hungergefühl heraus mehr kaufen, als Sie eigentlich wollen.

Werden Sie nicht schwach.
Hier werden Sie gezielt zum Kauf von sogenannter Impulsware angeregt. Der Bereich vor den Kassen heißt gern auch »Quengelzone« und soll nicht nur Kinder zum Zugreifen verführen.

AUSGANG

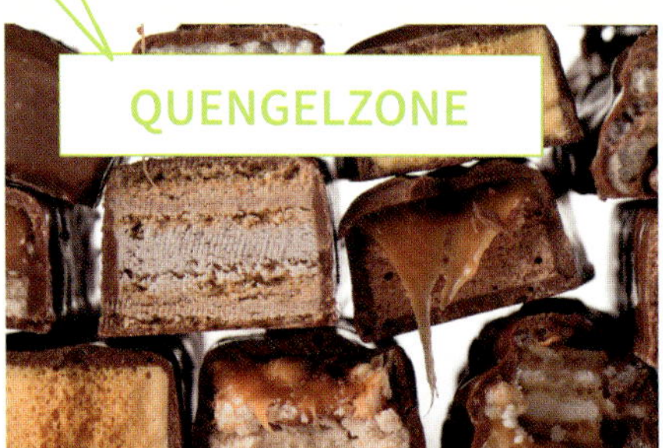

QUENGELZONE

Ein Supermarkt steckt voller Fallen – das ist kein Geheimnis. Umso bewusster müssen Sie Ihren Einkaufswagen hindurch manövrieren, wenn Sie den Kohlenhydratfallen entgehen möchten. Die meisten Fehlkäufe entstehen übrigens, wenn man hungrig und ohne Einkaufszettel unterwegs ist. Planen Sie daher Ihre Einkäufe gut.

Augen zu und durch.
Milch, Joghurt, Butter – die Dinge für den täglichen Bedarf sind meistens im hintersten Eck. Sie müssen also den ganzen Supermarkt durchqueren und sind zahlreichen Kaufversuchungen ausgesetzt.

KÜHLREGAL

AKTION

KÜHLREGAL

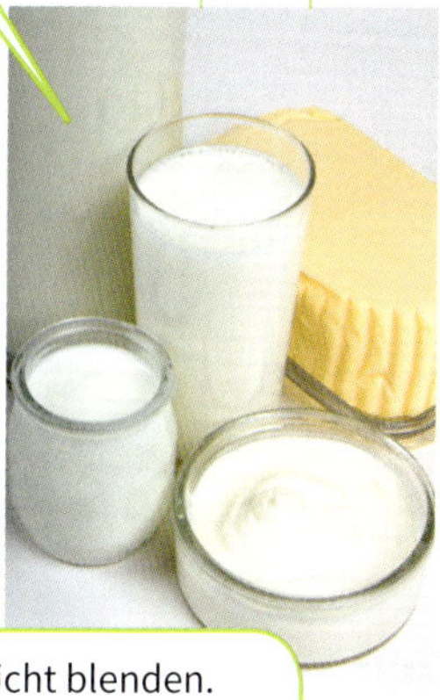

Hindernisse weiträumig umfahren.
Ganz geschickt platziert steht auf einmal mitten im Gang ein Hindernis mit Aktionsware. Sie drosseln automatisch das Tempo, registrieren das vermeintliche Angebot und schon stecken Sie in der nächsten Falle.

Lassen Sie sich nicht blenden.
Beleuchtungstricks im Kühlregal verstärken die Farbe von Käse und Fleisch und lassen sie somit appetitlicher aussehen. Deshalb prüfen Sie die tatsächliche Frische, bevor die Ware in Ihrem Einkaufskorb landet.

AKTION

IM SUPERMARKT

Heißhunger nach einem langen Tag

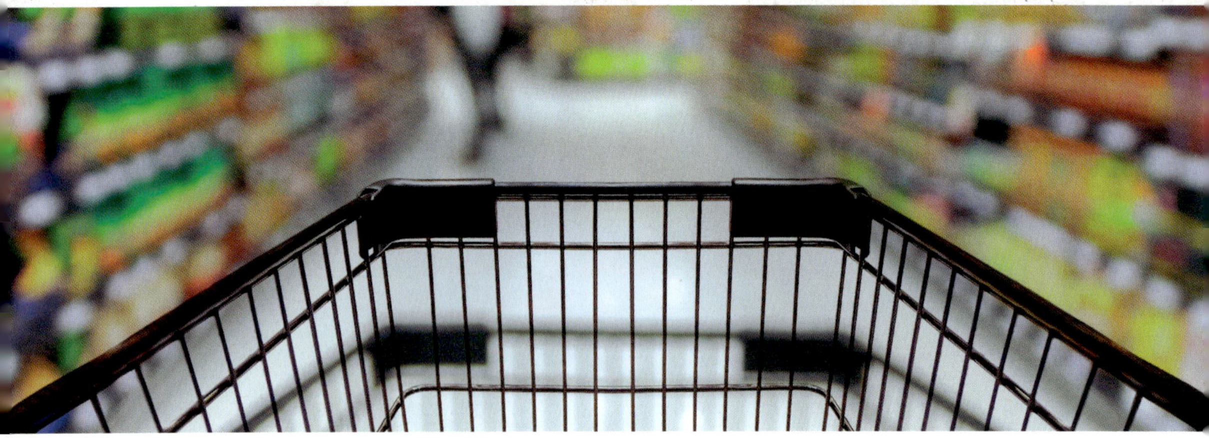

Ungeplanter Spätnachmittagssnack

KH in g	
0	1 Paar Wiener
48	1 Laugenbrezel
28	1 Schokoriegel

= ca. 76 g Kohlenhydrate und 760 kcal

Um 760 Kalorien zu verbrennen, müssten Sie als 90-Kilo-Mann 1,25 Stunden rudern.

Endlich Feierabend! Nur noch schnell in den Supermarkt. Der Brezelduft steigt Ihnen in die Nase und die Wiener Würstchen lachen Sie an. Schneller als Sie denken können, landen Dinge in Ihrer Einkaufstüte, die Sie nicht eingeplant hatten.

Brezel und Würstchen werden schnell im Auto verspeist. Den gerade gekauften Schokoriegel verzehren Sie gleich noch hinterher. So haben Sie mal eben auf die Schnelle ohne nachzudenken 76 Gramm Kohlenhydrate zu sich genommen.

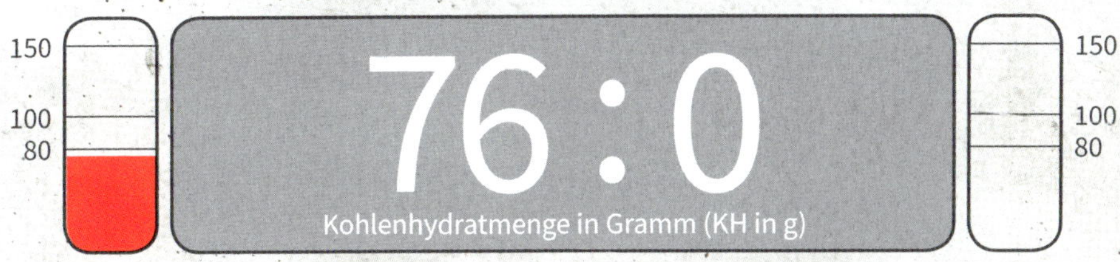

Bleiben Sie standhaft bei den Verlockungen des Supermarkts

Sie sind auf dem Weg nach Hause und brauchen jetzt keinen Snack. Denn gleich werden Sie Ihr Abendessen einnehmen. Von daher versuchen Sie, standhaft zu bleiben. Trinken Sie einen Schluck aus Ihrer Wasserflasche und kauen Sie einen Kaugummi, bevor Sie den Supermarkt betreten.

KH in g	Ihr Nachmittagssnack:
0	1 x großer Widerstand gegenüber allen Verlockungen
0	1 x große Portion Stolz darauf, durchgehalten zu haben
0	1 Kaugummi (zuckerfrei)
0	1 großer Schluck Wasser
= ca. 0 g KH und 0 kcal	

Weitere Tipps, um den Verlockungen zu widerstehen

- **Schreiben Sie einen Einkaufszettel**
  Kaufen Sie nur, was auf Ihrem Zettel steht. So wird Ihre Einkaufstasche nicht mit Chips, Schokolade und sonstigen Knabbereien gefüllt. Es bleibt mehr Platz für notwendige Nahrungsmittel.

Planen Sie Großeinkäufe: Wenn Sie nur zweimal die Woche zum Einkaufen gehen, kommen Sie weniger oft in Versuchung.

DER FRUCHTJOGHURT

Abends nur was Kleines …

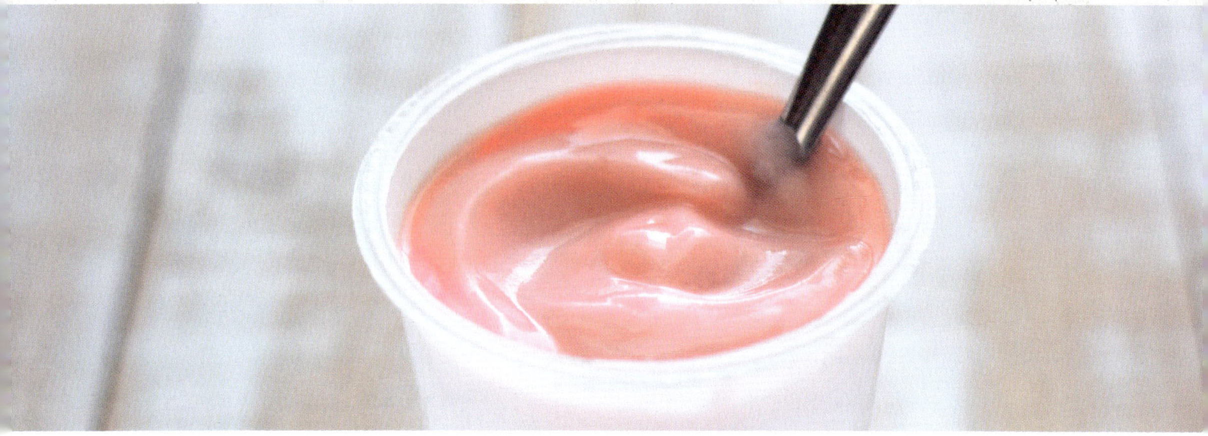

Abends nur etwas Kleines

KH in g	**Ein Joghurt ist immer im Kühlschrank!**
35	1 großer Becher Fruchtjoghurt

= ca. 35 g Kohlenhydrate und 250 kcal

Heute ist es im Büro wieder länger geworden und der Supermarkt hat bereits geschlossen. Mittags waren Sie üppig in der Kantine essen und dann gab es auch noch einen kleinen Snack beim Geschäftsmeeting.

Jetzt soll es nur noch etwas Leichtes sein und Sie greifen zum Becher Fruchtjoghurt im Kühlschrank.

250 Gramm sind schnell ausgelöffelt und es häufen sich mehr Kohlenhydrate an als bei einer halben Tafel Schokolade!

Um 250 Kalorien zu verbrennen, müssten Sie als 90-Kilo-Mann abends noch über 1 Stunde Ihre Hemden bügeln.

Für den Aha-Effekt

Geben Sie mal zehn Teelöffel Zucker in einen 250-Gramm-Becher Naturjoghurt. Das entspricht oft der Mischung, die im Kühlregal als »light« verkauft wird.

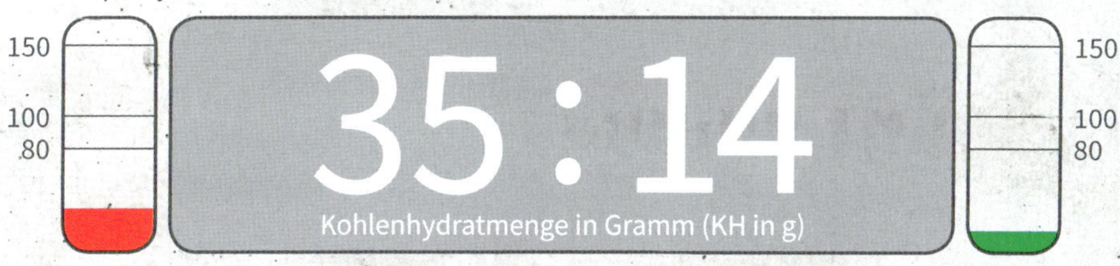

Fruchtjoghurt selbst gemacht

Es spricht nichts dagegen, abends weniger zu essen. Vor allem, wenn Sie schon mittags in der Kantine waren oder der Einladung zum Businesslunch gefolgt sind. Ein Fruchtjoghurt oder Fruchtquark ist hier sicherlich eine gute Möglichkeit, um abends nur etwas Kleines zu essen. Bei industriellen Produkten tappen Sie allerdings leicht in die Kohlenhydratfalle. Mischen Sie Naturjoghurt mit einem Teelöffel Marmelade oder Beeren und Sie sind auf der sicheren Seite.

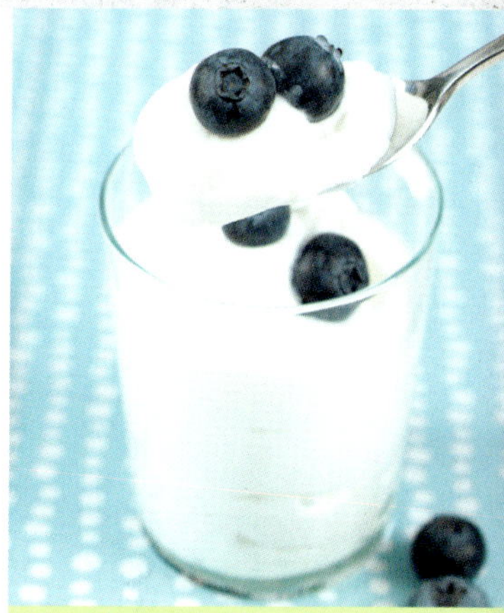

KH in g	Fruchtiger Joghurt
10	1 großer Becher Naturjoghurt (3,5 % Fett)
4	3 EL TK-Beeren
= ca. 14 g KH und 190 kcal	

Vorteil

Der Vorteil von selbstgemachtem Fruchtjoghurt ist, dass Ihr Joghurt auch wirklich einen hohen Fruchtanteil aufweist.

Lightjoghurts

Die Bezeichnung »light« bezieht sich meistens auf den Fettgehalt. Dieser ist in Lightprodukten oft reduziert, dafür verstecken sich aber mehr Kohlenhydrate in Form von Zucker.

Nährwerttabelle

Ein Blick auf das Etikett verrät Ihnen die Menge an Kohlenhydraten. In der Nährwerttabelle finden Sie unter dem Begriff »Kohlenhydrate« eine Mengenangabe. Diese bezieht sich auf 100 Gramm Joghurt. Wenn Sie also einen 250-Gramm-Becher essen, müssen Sie die Menge mit 2,5 multiplizieren.

DAS ABENDBROT

Die Tradition des kalten Abendessens

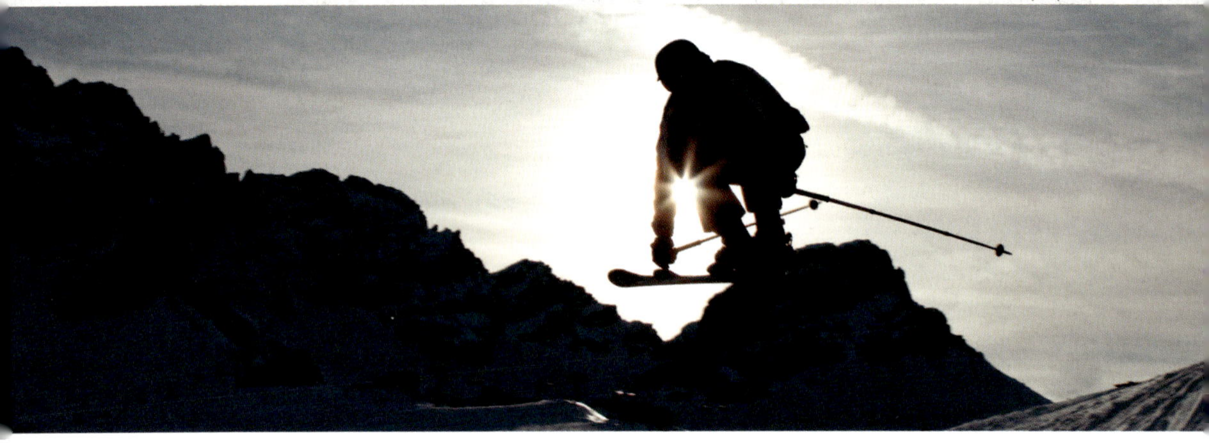

Heute bleibt die Küche kalt

KH in g	Die typische Abendbrot-Kombination
67	3 Scheiben Graubrot
0	3 Portionen Butter
0	1 Portion Emmentaler Käse
0	1 Portion gekochter Schinken
0	1 Portion Wurstaufschnitt
9	1 Flasche Bier (0,3 l)
= ca. 76 g Kohlenhydrate und 1.140 kcal	

Um 1.140 Kalorien zu verbrennen, müssten Sie als 90-Kilo-Mann knapp 3 Stunden auf den Skiern stehen. Nach einem Winternachmittag auf der Piste können Sie gern Brotzeit machen.

Bei Ihnen bleibt abends die Küche kalt? Schließlich haben Sie mittags schon warm gegessen und möchten auf Ihre Figur achten. Brot ist schnell aufgeschnitten, diverse Wurst- und Käsesorten kommen auf den Tisch. Noch eine Flasche Bier und die Brotzeit kann beginnen. Gerade wenn es gemütlich wird, fällt es Ihnen schwer, das rechte Maß zu finden. Schnell kommt noch die eine oder andere Scheibe Brot dazu. Auch bei dieser kalten Mahlzeit summieren sich viele Kohlenhydrate.

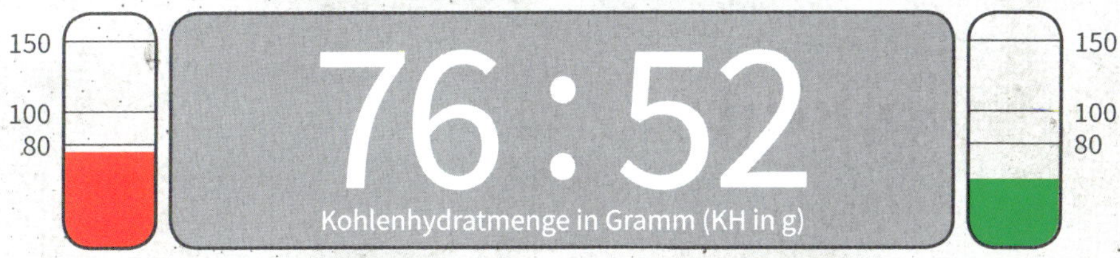

Der Kohlenhydratsparplan

1. Reduzieren Sie Ihre gewohnte Menge an Brotscheiben. Entweder schneiden Sie die Scheiben sehr viel dünner ab oder Sie nehmen statt drei nur zwei Scheiben Brot. **Keine Angst!** Sie müssen deshalb nicht hungern. Der Belag ist nun entscheidend.

2. Wählen Sie aus den unterschiedlichsten Belagvarianten Ihre Favoriten aus: würziger Bergkäse, cremiger Weichkäse, zarter Frischkäse, saftiger Schinken, geräucherte Forelle oder Lachs, ja sogar Rindertartar.

3. Belegen Sie Ihre Brote mit reichlich frischem Gemüse. Tomaten, Paprika, Gurken, Radieschen, Kresse oder Zwiebeln in Scheiben geschnitten bringen viel Geschmack und reichlich Volumen in Ihr Abendbrot. Oliven, Fetawürfel oder saure Gurken bringen auf Ihrem Teller noch mehr Abwechslung. Da fällt es kaum auf, dass Sie auf eine Scheibe Brot verzichten.

KH in g	**Eine leckere »Stulle«**
34	1,5 Scheiben Graubrot
0	1 Portion Emmentaler Käse
0	1 Portion Schinken (gekocht)
3	1 Tomate (in Scheiben)
1	5 Scheiben Salatgurke
5	½ Paprikaschote
9	1 Flasche Bier (0,3 l)
= ca. 52 g KH und 490 kcal	

Die neue Form der »Stulle« – mehr Volumen und Vitalstoffe, dafür weniger Kohlenhydrate.

Querschnitt im Vergleich

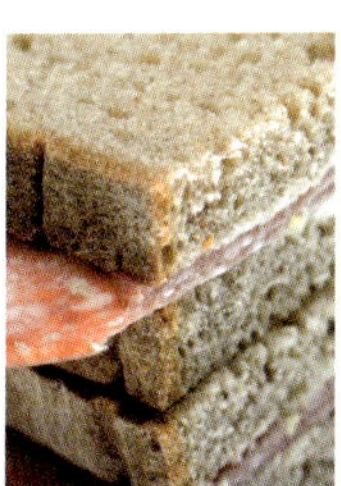

Brot
Butter
Salami

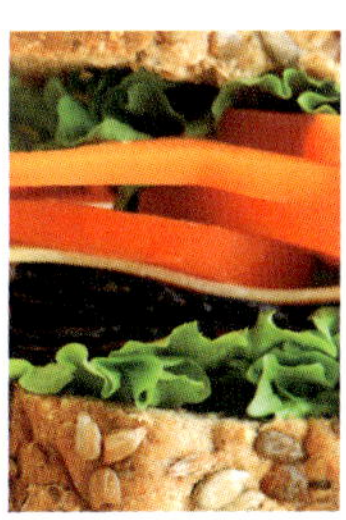

Vollkornbrötchen
Salatblatt, Paprika, Tomate
Käsescheibe
kalter Braten

DIE KONSERVEN

Dose auf und heiß gemacht – fertig ist das Abendessen

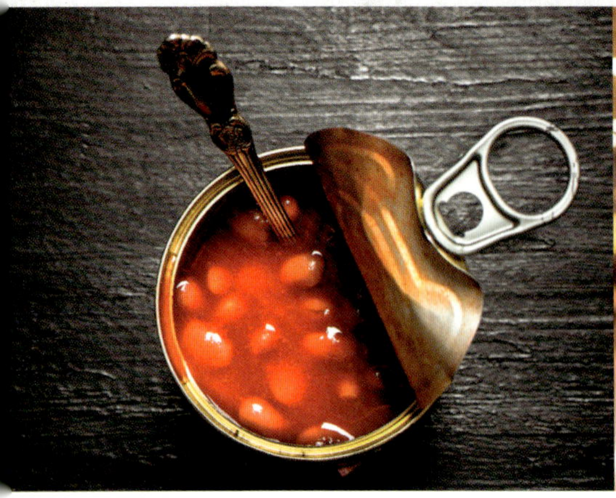

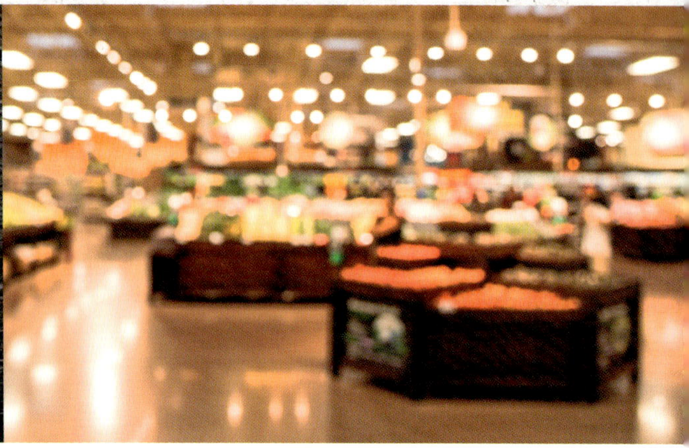

Das Dosenmenü

KH in g	
15	1 kleine Dose Bohneneintopf
45	2 Scheiben Graubrot
= ca. 60 g Kohlenhydrate und 380 kcal	

Um 380 Kalorien zu verbrennen, müssten Sie als 90-Kilo-Mann ungefähr 40 Minuten reiten.

Ungekühlt sind die Dosenmenüs lange haltbar und nehmen in Ihrem Vorratsschrank nicht viel Platz weg. Dosenöffner und Mikrowelle verhelfen Ihnen zu einem schnellen Abendessen, das zudem auch noch sparsam in Sachen Abwasch ist. Klar, dass Sie sich gerne ab und zu eine Dose aufmachen. Zwei Scheiben Brot dazu und das Abendessen ist komplett. Bohneneintopf und Brotscheiben machen hier den Hauptanteil der Gesamtkohlenhydrate aus. Der Bohneneintopf schlägt mit 40 Gramm und die beiden Brotscheiben mit 45 Gramm zu Buche.

Im Bio-Supermarkt finden sich auch Produkte, die ohne Glutamat und Geschmacksverstärker auskommen. Ein Streifzug lohnt sich.

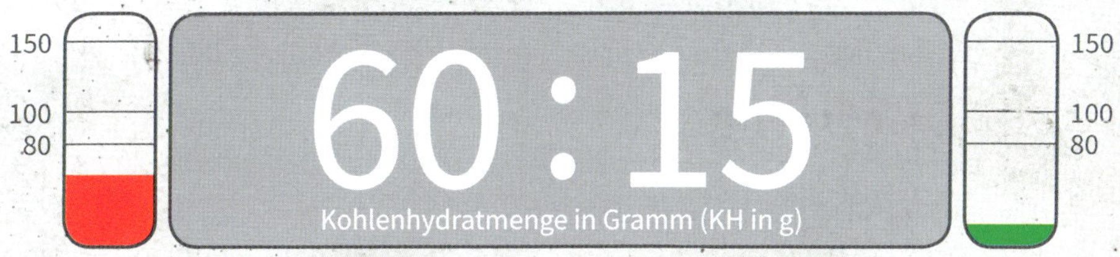

Machen Sie den Konserventest

In Sachen Kohlenhydratmenge können Sie allein durch die Wahl eines anderen Dosengerichts 50 Prozent und mehr sparen.

KH in g	Ihre schnelle Suppe:
15	1 mittlere Dose Thai-Suppe
= ca. 15 g KH und 200 kcal	

Hier empfehlen sich folgende Alternativen:

- Ungarische Gulaschsuppe
- Thai-Suppe
- Hühnereintopf

In jedem Fall lohnt sich jedoch ein Blick auf das Etikett (siehe Seite 33), damit Sie in Zukunft den kohlenhydratärmeren Gerichten den Vorrang in Ihrem Einkaufswagen geben können.

Wenn Sie statt der zwei Scheiben Brot Ihren Bohneneintopf mit einem Paar Bio-Wiener-Würstchen aufpeppen, haben Sie zwar 45 Gramm Kohlenhydrate gespart. Aber Vorsicht: In Sachen Kalorien kommen Sie leider nicht besser weg.

Wussten Sie das?

Suppen eignen sich hervorragend zur schnellen Sättigung – hoher Wassergehalt und wenig Kohlenhydrate und Kalorien helfen Ihnen schnell beim »Bauch-weg-Projekt«.

VOR DEM FERNSEHER

Salzstangen, Chips und Cracker

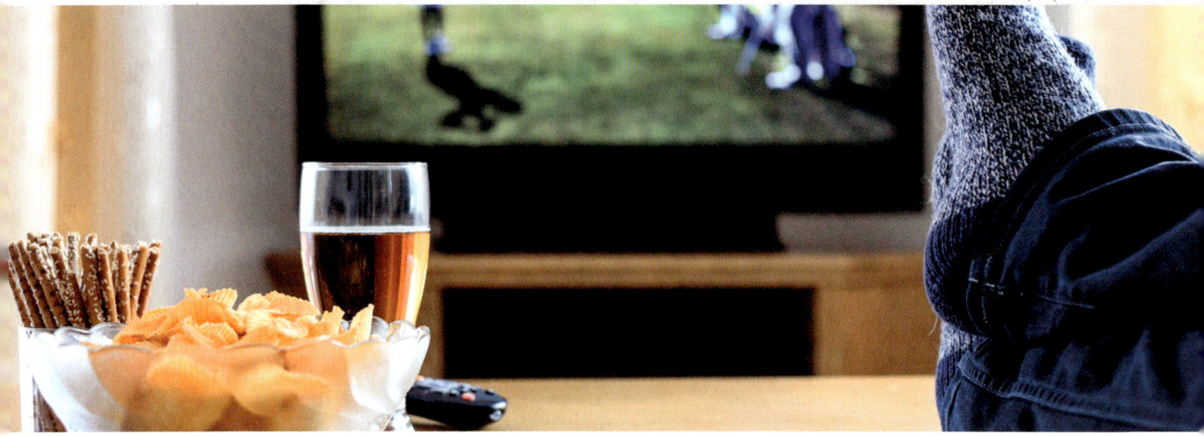

Das abendliche Fernsehmenü

KH in g	
94	½ Packung Salzstangen
16	1 Flasche Bier (0,5 l)

= ca. 110 g Kohlenhydrate und 640 kcal

Fernsehen am Abend, ein gepflegtes Bierchen und etwas zum Knabbern. Wie schön nach einem anstrengenden Tag! Gemütlich sitzen Sie in Ihrem Lieblingssessel und fast wie fremdgesteuert greift Ihre rechte Hand zum Bier und die linke in die Tüte – nur kurz unterbrochen vom Zappen mit der Fernbedienung.
Unmerklich leeren sich Bier und Salzstangentüte und Sie haben mal eben mit lockeren 110 Gramm Kohlenhydraten Ihrem Bauchansatz zu ein wenig mehr Umfang verholfen.

Um 640 Kalorien zu verbrennen, müssten Sie als 90-Kilo-Mann etwa 70 Minuten Freihanteltraining machen oder Gewichte stemmen. Also, auf geht's! 20 Minuten knabbern und die restlichen 70 Minuten vom Krimi können Sie trainieren.

Nehmen Sie dieses abendliche Fernsehmenü nur dreimal in der Woche zu sich, summieren sich diese Kohlenhydrate auf mehr als 17 Kilo im Jahr.

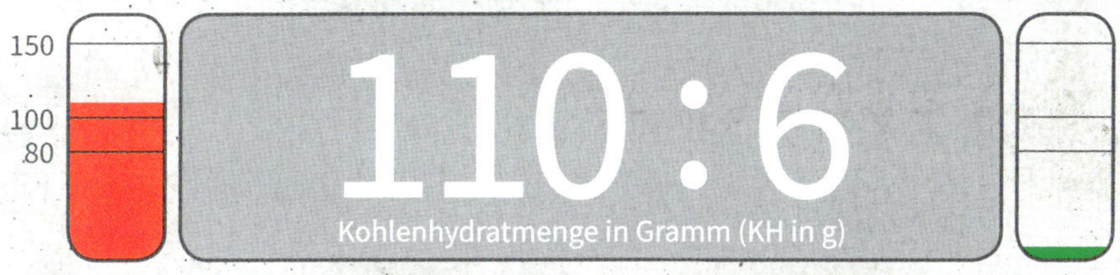

Das alternative Fernsehmenü

Der Fernseher gilt gemeinhin als der größte Bauchfeind unserer Zeit. Knabbern und bewegungslos im Sessel sitzen – ein Eldorado für Ihren Bauchring.

KH in g	Ihr Fernsehmenü:
1	2 EL grüne Oliven
3	Tomaten
2	(getrocknet in Öl)
0	1 Glas Rotwein (0,1 l)
= ca. 6 g KH und 330 kcal	

Drei Möglichkeiten, das Bauchwachstum zu stoppen

1. Wenn schon salzig und herzhaft knabbern, dann verbannen Sie Chips und Co. aus Ihrem Schrank und lagern stattdessen folgendes Glassortiment ein:

- grüne und schwarze Oliven
- getrocknete Tomaten
- eingelegte Artischocken, Fetawürfel oder mit Schafskäse gefüllte Paprika aus dem Glas

Auch zwei bis drei gute Käsesorten und eine Auswahl an Edelnüssen bieten sich zum herzhaften Knabbern an. Vorsicht bei den Nüssen: Genießen Sie diese in Maßen, denn sie haben einen hohen Fettanteil.

2. Lassen Sie den Fernseher aus und gehen Sie zum Laufen, Radfahren oder in die Sauna. Am besten, Sie verabreden sich mit Freunden, dann hat Ihr innerer Schweinehund am Abend auch keine Chance. Sie schlagen zwei Fliegen mit einer Klappe: Sie verzichten auf Ihr Fernsehmenü und bewegen sich am Abend. Mehr können Sie nicht tun gegen Ihren Bauchumfang.

3. Schon mal etwas von »Dinnercancelling« gehört?

Wenn Sie trotz aller guten Vorsätze mal so richtig übertrieben haben mit Salzstangen und Co., versuchen Sie am nächsten Abend ab 17 Uhr gar nichts mehr zu essen. So hat Ihr Stoffwechsel die Chance, sich wieder zu erholen und Sie fühlen sich am nächsten Morgen auch wieder viel wohler.

»Dinnercancelling« ist übrigens ein- bis zweimal die Woche zu empfehlen und hilft Ihnen auch, Ihr Gewicht zu halten bzw. zu reduzieren.

DIE MINIBAR

Heißhungrig im Hotelzimmer

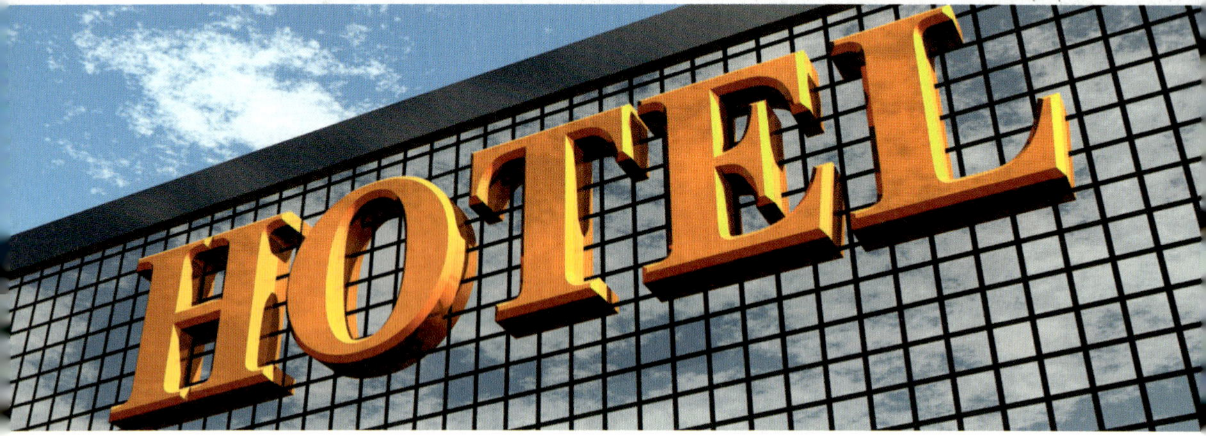

Verführerisches Minibarmenü

KH in g	
5	1 kleine Packung Erdnüsse
9	1 Flasche Bier (0,3 l)
33	1 Dose Cola (0,3 l)

= ca. 47 g Kohlenhydrate und 590 kcal

Spät am Abend sind Sie im Hotel angekommen. Ihr Tag war richtig anstrengend. Endlich können Sie jetzt auf dem Bett vor dem Fernseher ein bisschen abschalten. Ein wenig Appetit hätten Sie schon. Sicher findet sich etwas zum Knabbern in der Minibar: Ein paar Erdnüsse und ein kühles Bier wären jetzt genau das Richtige.
Doch Stopp! Dieses Minibarmenü haben Sie in maximal 30 Minuten verzehrt. Die salzigen und fettigen Nüsse machen Sie wieder durstig – und Sie trinken noch ein Bier oder vielleicht sogar eine Cola.

Um 590 Kalorien zu verbrennen, müssten Sie als 90-Kilo-Mann etwa 45 Minuten im Hotelpool Ihre Bahnen ziehen. Hoffentlich hat dieser spät am Abend auch noch auf …

Mit diesem kohlenhydratreichen Abendmahl treiben Sie Ihre am Tag verspeiste Kohlenhydratmenge noch einmal richtig in die Höhe.

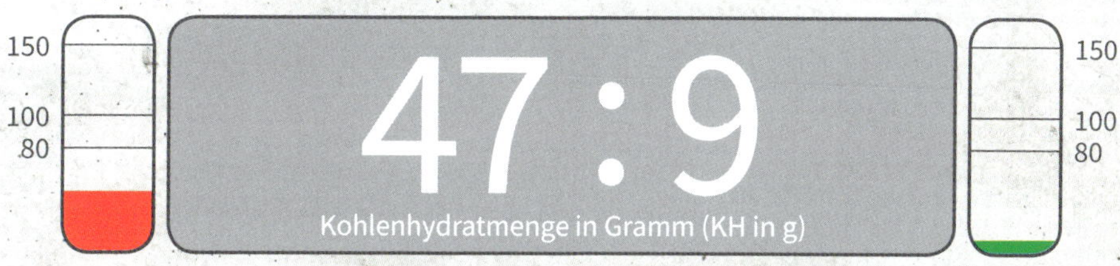

Ihr Hotelabend ohne Minibar

Überwinden Sie Ihren inneren Schweinehund und werden Sie nochmal aktiv:

- **Nutzen Sie das Fitnessangebot im Hotel**
  Bereits zu Hause packen Sie hierfür Sportsachen oder Badehose in den Koffer. Die Fitnessgeräte können Sie nutzen, ohne dafür noch mal das Hotel verlassen zu müssen. Das haben Sie zu Hause nicht.

- **Haben Sie Ihre Laufschuhe dabei?**
  Dann geben Sie sich einen Ruck und laufen noch eine Runde um den Block. Wenn nicht, starten Sie Ihre Fitness-App und machen Sie 15 Minuten Übungen im Hotelzimmer.

- **Lust auf einen Abendspaziergang an der frischen Luft?** Ein kleiner Spaziergang lohnt sich doppelt: Während Ihr Kopf an der frischen Luft frei wird, lernen Sie ein wenig die Stadt kennen.

Wenn Sie gern im Hotel bleiben möchten, dann

- bestellen Sie sich einen frischen Salat aufs Zimmer und genießen diesen dann vor dem Fernseher;
- greifen Sie auf mitgebrachte Snacks aus Ihrem Koffer zurück: eine nicht gesalzene und nicht geröstete Nusskernmischung oder ein Schokoriegel mit 80-prozentigem Kakaoanteil.

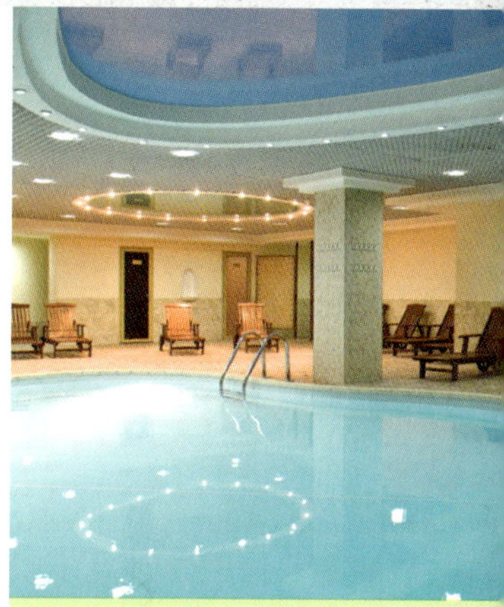

KH in g	Ihre Erholung!
	½ Stunde schwimmen oder
	½ Stunde laufen oder
	½ Stunde spazieren gehen
9	1 Flasche Bier (0,3 l)
= ca. 9 g KH und 130 kcal	

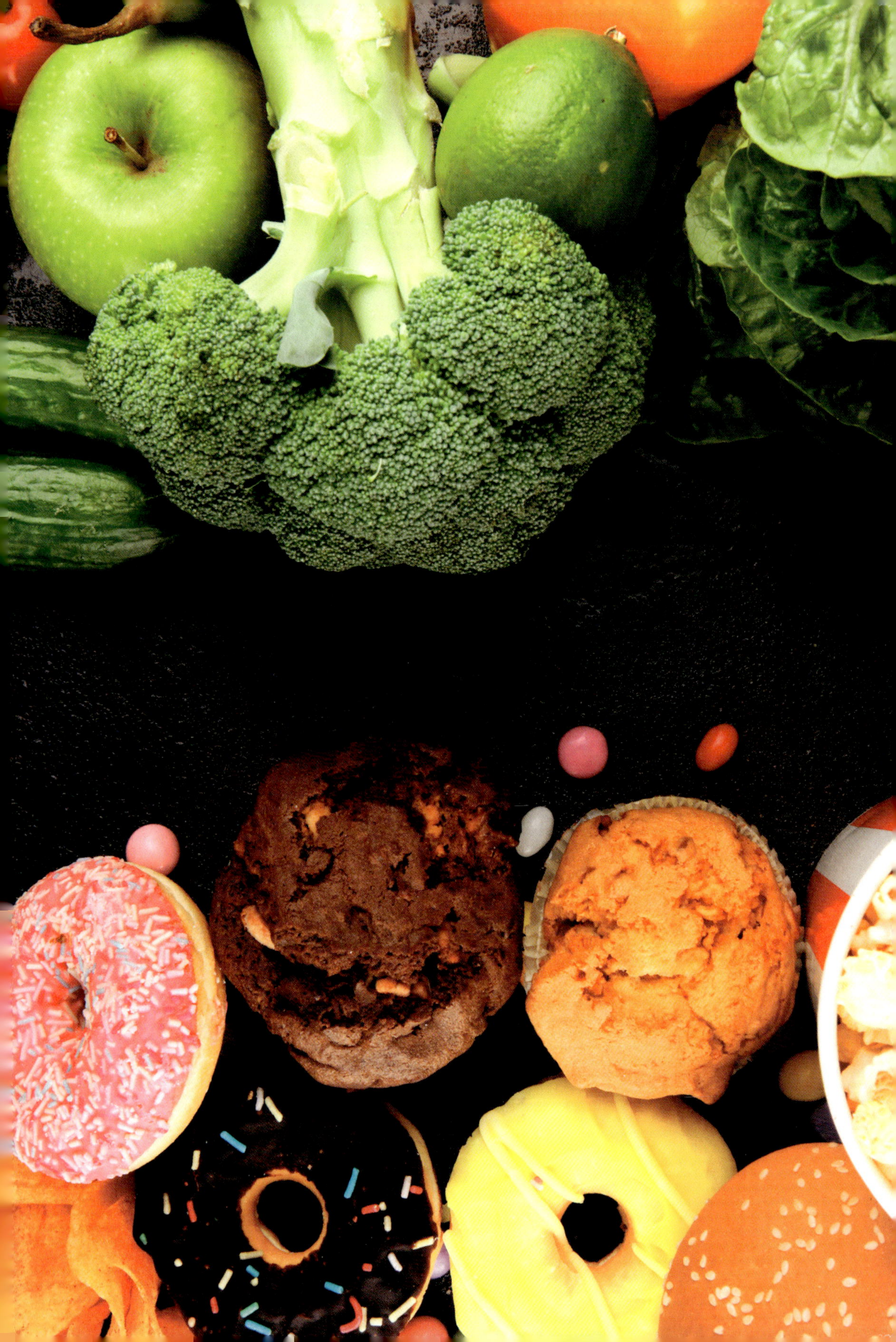

ERNÄHRUNGSFALLEN IN DER FREIZEIT

DER GRILLABEND

Ein Würstchen kommt selten allein

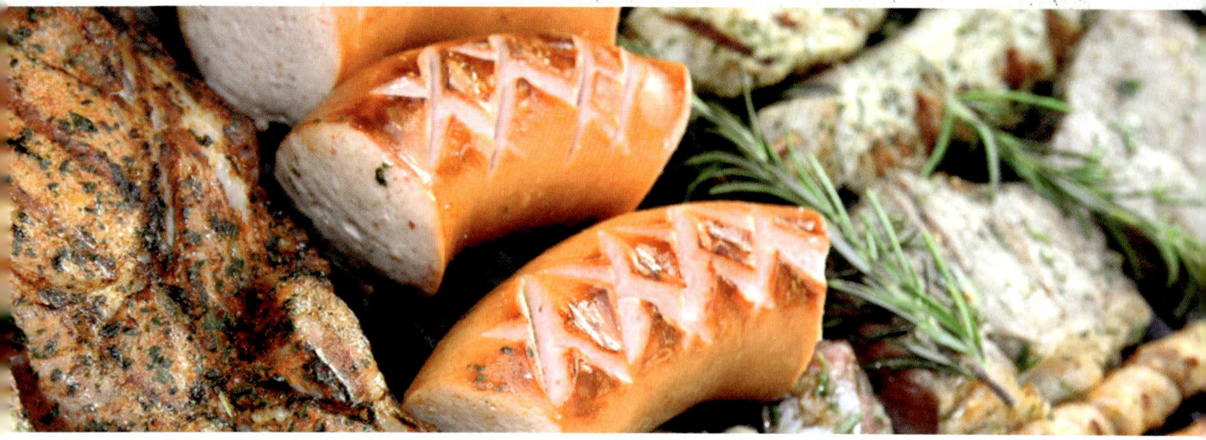

Vorsicht! Die Beilagensalate

KH in g	
30	2 Scheiben Baguette
0	1 Halsgrat
0	1 Schweinenackensteak
0	5 Rostbratwürstchen
13	2 Portionen Grillsauce/Tomatenketchup
25	1 Portion Kartoffelsalat
22	1 Portion Nudelsalat mit Mayonnaise
19	2 »Grill-Bierchen« (0,6 l)

= ca. 109 g Kohlenhydrate und 1.750 kcal

Um 1.750 Kalorien zu verbrennen, müssten Sie als 90-Kilo-Mann satte 3 Stunden Holz hacken. Bei 15 Grillabenden im Sommer hätten Sie genügend Holz für die gesamte Nachbarschaft gehackt.

Bereits während Sie die Grillkohle vorbereiten, knurrt Ihnen der Magen. Daher greifen Sie erst mal zu zwei Stück Baguette, die schon im Brotkorb auf dem Tisch stehen. Eine Flasche »Grill-Bier« wird geöffnet, und bald schon kommen die Gäste mit Nudel- und Kartoffelsalat. Endlich ist alles fertig. Sie greifen zu Fleisch und Rostbratwürstchen, gepaart mit BBQ-Sauce und der üblichen Menge an Beilagensalaten. Noch ein Bierchen und der Abend ist perfekt – bis auf die Menge an Kohlenhydraten!

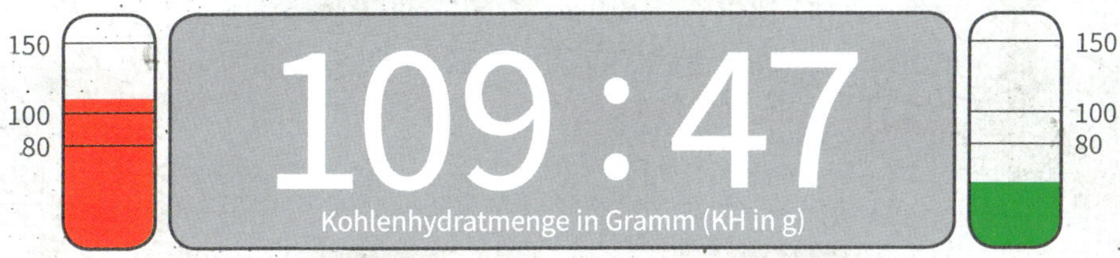

Sie sind der Chef am Grill

Die traditionellen Beilagen wie Brot, Kartoffel- und Nudelsalat treiben die Kohlenhydratmenge beachtlich in die Höhe.

Folgende Salate schonen Ihre Kohlenhydratbilanz:

- gemischter Salat
- griechischer Salat mit Oliven und Feta
- Tomaten-Mozzarella-Platte
- Krautsalat

Gehen Sie mit gutem Beispiel voran und bitten Sie Ihre Gäste, keinen Kartoffel- und Nudelsalat zu Ihrer Party mitzubringen.

Mehr Abwechslung beim Grillgut

- gegrillte Zucchinischeiben
- gegrillte Champignons
- gemischte Gemüsespieße
- Lachs, Makrele oder Dorade mit frischen Kräutern und Zitrone

Wenn Sie zusätzlich ein Stück Fleisch durch oben genannte Alternativen ersetzen, sparen Sie auch noch eine beachtliche Menge an Kalorien.

KH in g	Ihr Grillteller:
1	2 Portionen gemischte Blattsalate
0	1 Schweinenackensteak
0	5 Rostbratwürstchen
13	2 Portionen Grillsauce/ Tomatenketchup
14	2 Gemüsespieße
19	2 »Grill-Bierchen« (0,6 l)
= ca. 47 g KH und 1.160 kcal	

Heizen Sie früh genug den Grill an. Dann überkommt Sie der Heißhunger nicht und Sie können ohne Probleme dem Brotkorb widerstehen.

IM BIERGARTEN

Biergartenfreuden und Kohlenhydratfallen

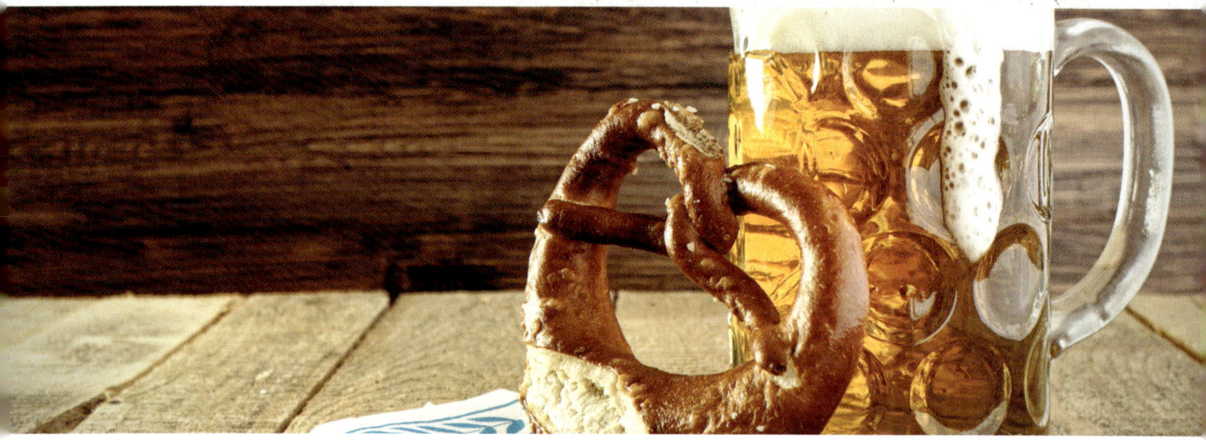

Der »Brezel- und Bierbauch«

KH in g	
206	1 große Brezel
31	1 Maß Bier

= ca. 237 g Kohlenhydrate und 1.450 kcal

Um 1.450 Kalorien zu verbrennen, müssten Sie als 90-Kilo-Mann mehr als 2 Stunden Radeln mit einer Geschwindigkeit von 15 km/h. Also suchen Sie sich besser einen Biergarten, der etwas außerhalb der Stadtgrenze liegt oder Sie müssen Ihr Ziel mehrfach umkreisen.

Endlich Feierabend, das Wetter passt auch: Auf geht's in den Biergarten! Die erste Maß und die große Brezel nehmen Sie gleich mit, bevor Sie sich am Tisch niederlassen und Bier und Brezel genießen.
Wen wundert's, dass Ihr Tischnachbar das gleiche Menü gewählt hat? Die Brezel gehört zum Biergarten wie der grüne Rasen zum Fußball. Auch dazu gehört, dass die Menge Ihrer verspeisten Kohlenhydrate nahezu utopische Ausmaße annimmt. Bei nur zwei Biergartenbesuchen in der Woche können Sie nach den vier warmen Sommermonaten Ihren Gürtel schnell ein Loch weiter stellen.

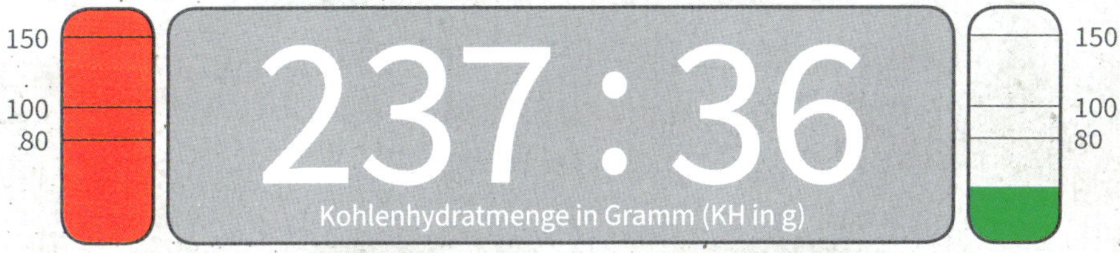

Das andere Biergartenmenü

Aus dem Kühlschrank oder Supermarkt

Schauen Sie nach, was Ihr Kühlschrank noch so hergibt. Nahezu alle Reste lassen sich schnell einpacken und problemlos mitnehmen. Oder Sie fahren auf dem Weg zum Biergarten noch am Supermarkt vorbei und kaufen:

- verschiedene Käsesorten
- Salami oder Schinken
- Cherrytomaten, Paprika, Radieschen, Gurke
- Oliven oder getrocknete Tomaten aus dem Glas
- Kräuterquark

Vom Büro direkt in den Biergarten

Die Freunde warten schon auf Sie und es liegt kein Supermarkt auf dem Weg. Dann füllen Sie Ihr Tablett doch mal mit anderen Schmankerln, die es vor Ort gibt:

- Steckerlfisch
- Rettich
- Krautsalat
- Grillhähnchen
- italienischer Vorspeisenteller
- frischer gemischter Salat: Das Angebot an frischen Salaten wird immer größer.

KH in g	Ihr Biergartenmenü:
0	1 Makrele vom Grill
5	1 Portion Krautsalat
31	1 Maß Bier
= ca. 36 g KH und 990 kcal	

Biergartenbonus:
In keinem anderen Restaurant können Sie selbst Ihre kohlenhydratarmen Speisen mitbringen und essen.

FUßBALLFERNSEHABEND

Am Ende der Bundesligasaison spannt der Bauch

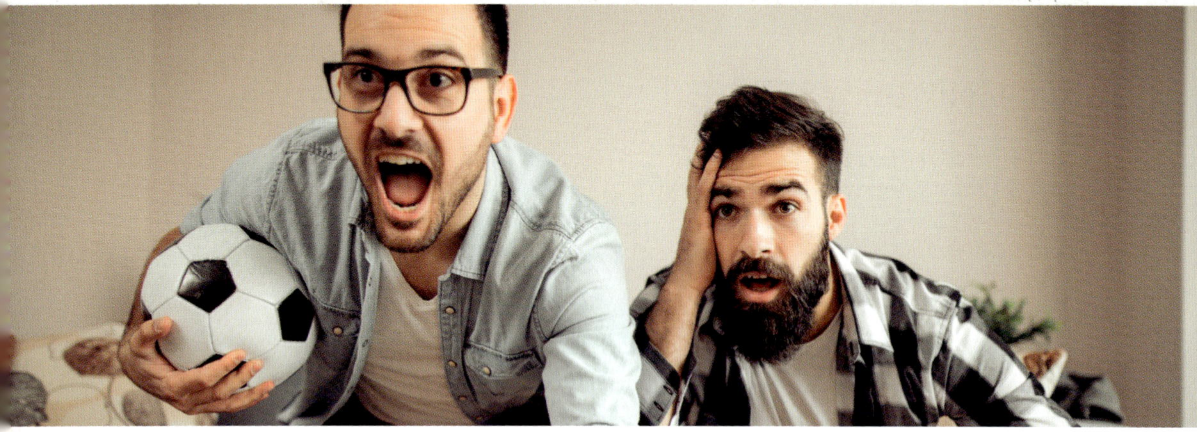

Typisches Fußballmenü

KH in g	
40	½ Tüte Kartoffelchips
45	½ Tüte Erdnussflips
19	2 Rippen Schokolade
19	2 Flaschen Bier (0,6 l)

= ca. 123 g Kohlenhydrate und 1.500 kcal

Um 1.500 Kalorien zu verbrennen, müssten Sie als 90-Kilo-Mann 2,5 Stunden joggen – also die gesamte Spielzeit, zuzüglich Pause und Verlängerung. Bei einer Laufgeschwindigkeit von 10 km/h könnten Sie 60-mal das Fußballfeld umrunden. Sie könnten quasi als Auswechselspieler jederzeit zur Stelle sein.

Am Ende einer Fußballsaison fühlt sich Ihr Hosenbund immer sehr eng an? Bei 34 Bundesligaspieltagen, 6 DFB-Pokalspielen, 13 Champions-League- und 10 Länderspielen gibt es auch jede Menge Möglichkeiten, einen Fußballfernsehabend zu veranstalten. Ob allein oder im Freundeskreis – abgesehen von den paar Wochen Sommerpause – bietet sich Ihnen mindestens ein Fußballmenü pro Woche. Am Ende der Saison macht sich das leicht am Hosenbund bemerkbar.

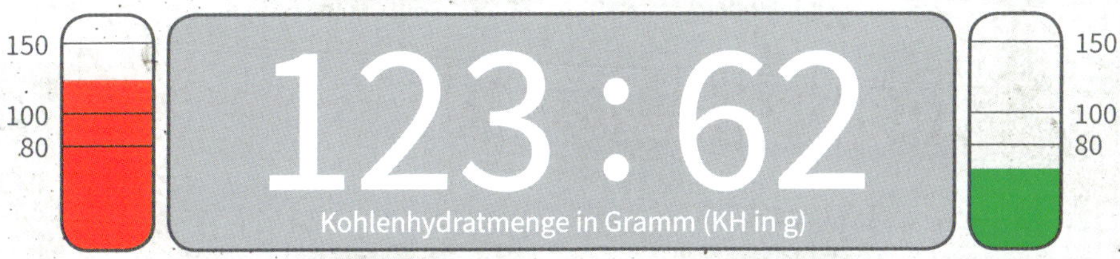

Ohne Fleiß kein Preis!

Seien Sie es sich wert und bereiten Sie für den nächsten Fernsehfußballabend mal etwas Außergewöhnliches zum Snacken vor. Ein paar Minuten schnippeln und Sie kommen Ihrem Sixpack bei jedem Fußballfernsehabend näher.

Bunte Gemüsesticks mit leckeren Dips

- Wählen Sie mindestens drei Gemüsesorten aus, die Ihnen roh schmecken: Tomaten, Gurken, Radieschen, Karotten, Paprika, Kohlrabi, Sellerie oder Chicoréeblätter.
- Waschen und/oder schälen Sie das Gemüse und schneiden Sie es in mundgerechte Stücke.
- Angerichtet wird das Ganze in kleinen Schälchen oder Gläsern – das sieht zum Zugreifen verlockend aus.
- Bereiten Sie einen leckeren Dip zu. Suchen Sie sich Ihren Favoriten aus (siehe Rezeptseiten 142 ff.). Wenn es schnell gehen muss, dann können Sie natürlich auch zu Kräuterquark, Tsatsiki oder anderen Frischkäsezubereitungen greifen. Eine große Auswahl finden Sie in der Kühltheke Ihres Supermarkts.

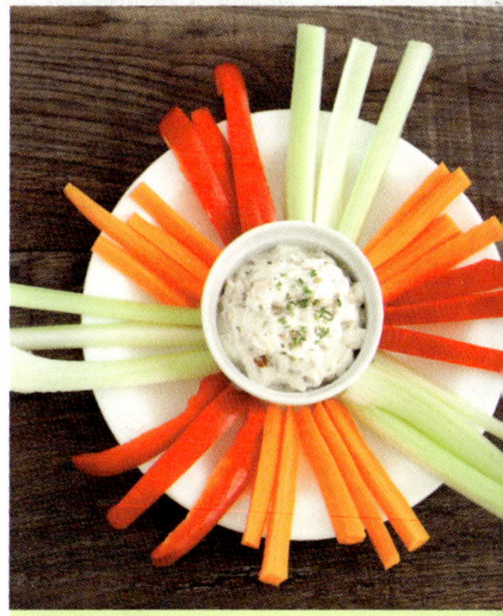

KH in g	Das alternative Fußballmenü:
4	½ Kohlrabi
5	½ rote Paprikaschote
5	1 Karotte
29	1 Becher Kräuterquark
19	2 Flaschen Bier (0,6 l)
= ca. 62 g KH und 615 kcal	

IM FUßBALLSTADION

Currywurst und Pommes

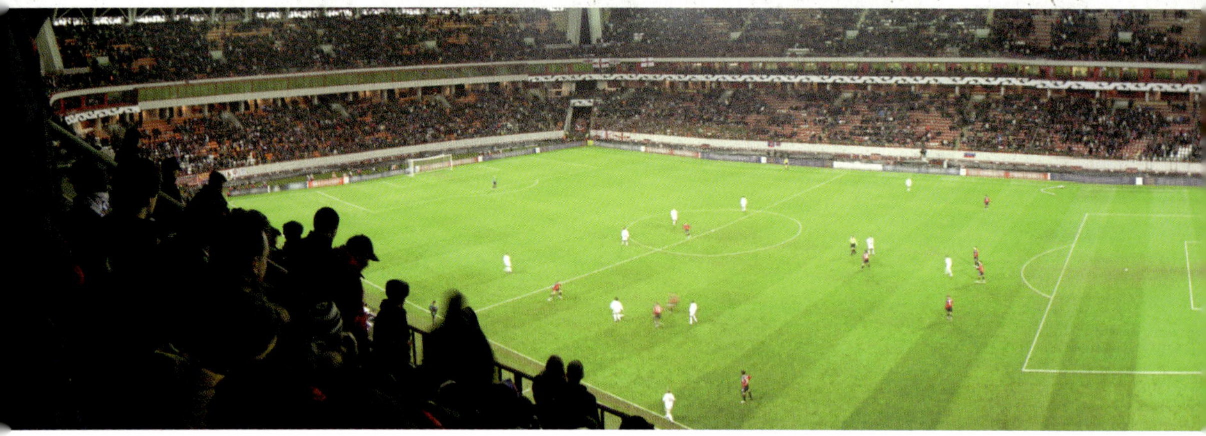

Stadionmenü

KH in g	
1	1 Currywurst
52	1 Portion Pommes frites
16	1 helles Bier (0,5 l)
= ca. 69 g Kohlenhydrate und 1.175 kcal	

Um 1.175 Kalorien zu verbrennen, müssten Sie als 90-Kilo-Mann 2 Stunden Fußball spielen. Das ist mehr als der Profi im Stadion zu leisten hat.

Currywurst und Pommes, ein kühles Bier dazu und das Spiel kann beginnen. Hiermit liegen Sie voll im Trend, denn Bratwurst und Bier gehen im Fußballstadion am häufigsten über die Theke. Auch gut im Rennen, nicht nur im Stadion, sondern auch bei Open-Air-Konzerten, sonstigen Sportveranstaltungen oder Sommer- und Schulfesten, liegen Leberkässemmel, Pizza, Brezeln oder belegte Baguettes. Das sind nicht gerade kulinarische Besonderheiten, dafür aber gemeine Fallen, die Ihren Bauchring wieder ein wenig wachsen lassen.

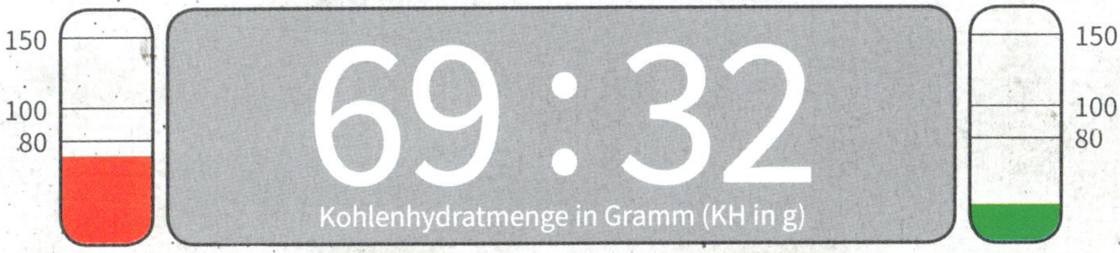

Die beste Stadionstrategie

So tappen Sie nicht so leicht in die Fast-Food-Falle:

Essen Sie sich vorher zu Hause oder auf dem Weg zum Stadion ausreichend satt, sodass Sie gar keinen Appetit auf die Fast-Food-Gerichte verspüren.

Sie können Ihr Bier genießen und sich freuen, dass Sie sich nicht in der Pause auch noch in die Schlange bei der Currywurstbude einreihen müssen.

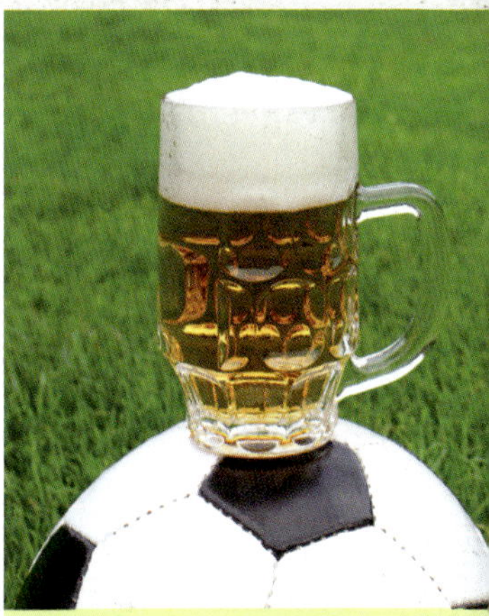

KH in g	Ihr Stadionmenü
1	1 Currywurst
15	1 Scheibe Baguette
16	1 helles Bier (0,5 l)
= ca. 32 g KH und 700 kcal	

Planung ist das halbe Leben

In der Regel ist Ihr Stadionbesuch keine spontane Aktion, sondern bereits länger geplant. Also machen Sie sich doch über Ihre Mahlzeiten an diesem Tag Gedanken. In den meisten Stadien gibt es wirklich absolut gar nichts zu kaufen, was in Ihr »Bauch-weg-Projekt« passt. Ihre einzige Chance ist also, sich vorher satt zu essen und im Stadion ein Bier und das Spiel zu genießen.

NACH DEM SPORT

Die Belohnung

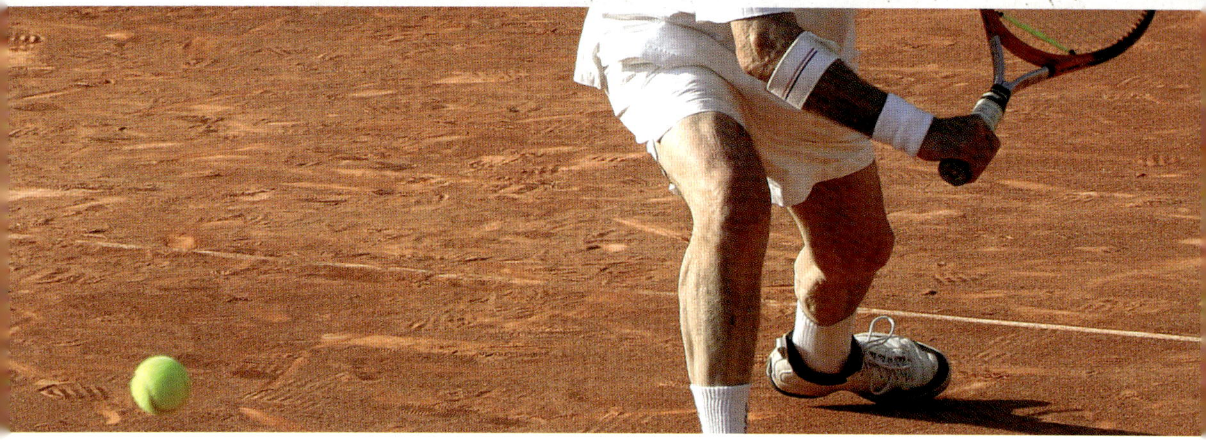

Sportlermenü für Amateure

KH in g	
15	1 Schnitzel »Wiener Art«
39	1 Portion Pommes frites
30	2 Hefeweizen (1 l)
= ca. 84 g Kohlenhydrate und 1.220 kcal	

Um 1.220 Kalorien zu verbrennen, müssten Sie als 90-Kilo-Mann fast 2 Stunden Tennis spielen.

Sie waren mit Ihren Kumpels kicken oder im Wald eine Runde laufen? Bereits während des Sportelns malen Sie sich aus, was Sie sich im Anschluss Leckeres gönnen werden. Denn Sie haben sich ja bewegt, ganz viele Kalorien verbraucht und haben sich jetzt eine richtige Belohnung verdient. Die große Portion Pommes frites schmeckt Ihnen dreimal so gut wie sonst, und auch das zweite Hefebier ist schnell leer getrunken. Im Nu haben Sie doppelt so viele Kohlenhydrate zu sich genommen, wie Sie gerade bei Ihrer Sporteinheit verbraucht haben. Ärgerlich, oder?

E-Sport in Form von Biken und Skaten ist übrigens nicht mit dem Kalorienverbrauch von reinem Muskelantrieb vergleichbar. Vorsicht vor dem falschen »Sport-Gefühl«!

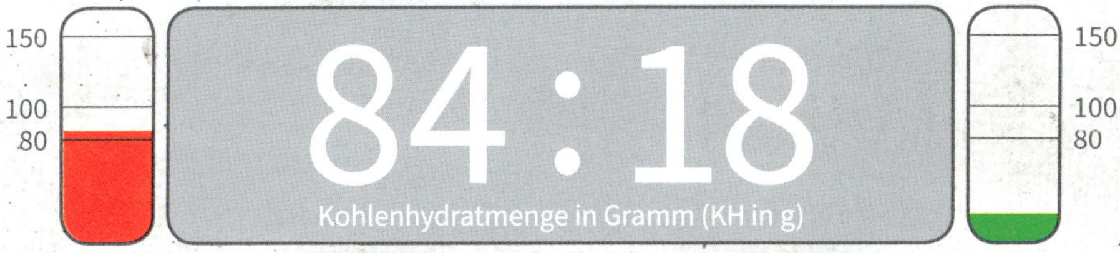

Sportlermenüs für Profis

Wählen Sie eins der folgenden Gerichte und Ihre Sporteinheit hat sich wirklich für Sie gelohnt.

Powersalat
große Salatschüssel mit Zwiebeln, Speck, gebratenen Champignons, gebratenen Putenbruststreifen, Cherrytomaten, Gurken mit Essig-Öl-Dressing

oder

Schweinesteak
natur mit Kräuterbutter und Krautsalat

oder

Putensteak
mit gemischten Blattsalaten

Mit jedem nicht getrunkenen Hefeweizen reduzieren Sie Ihre aufgenommene Kohlenhydratmenge um ca. 15 Gramm.

KH in g	Powersalat
1	gemischte Blattsalate
1	3 EL gegarte Zwiebeln
0	3 EL gebratene Champignons
1	5 Cherrytomaten
0	3 Scheiben Gurke
0	1 EL Olivenöl
0	gebratene Putenbrust
0	3 EL gebratene Speckwürfel
15	1 alkoholfreies Hefeweizen (0,5 l)
= ca. 18 g KH und 589 kcal	

SPONTANER BESUCH

Wo war denn gleich die Packung Pralinen?

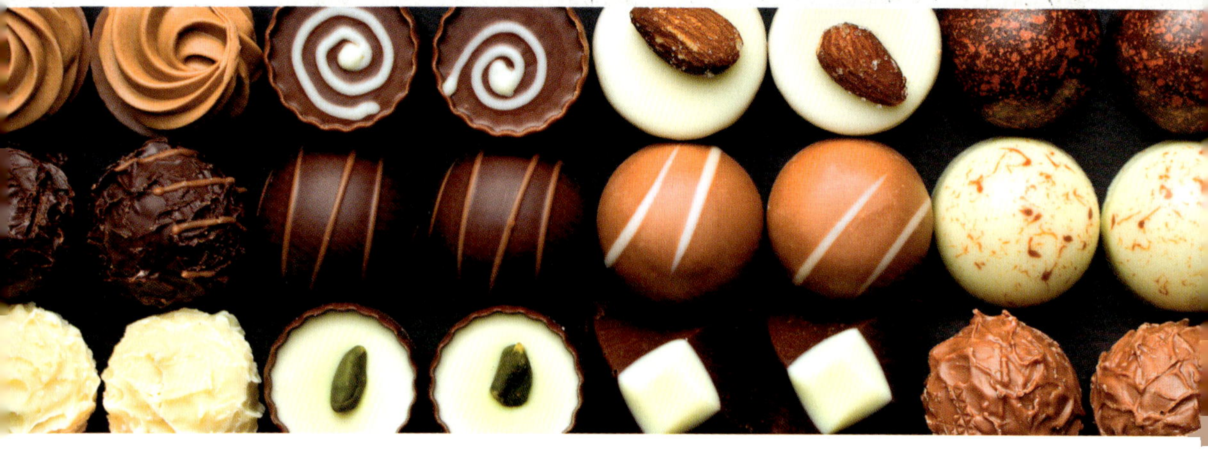

Pralinen anbieten

KH in g	… und dabei selbst zugreifen
4	1 Nougat-Vanille-Praline
4	1 Amaretto-Trüffel-Praline
4	1 Pistazien-Marzipan-Praline
4	1 Trüffel-Marc-de-Champagne-Praline
4	1 Nuss-Krokant-Praline
= ca. 20 g Kohlenhydrate und 250 kcal	

Um 250 Kalorien zu verbrennen, müssten Sie als 90-Kilo-Mann 45 Minuten staubsaugen – gar keine schlechte Idee, man kann ja nie wissen, wann wieder unangemeldeter Besuch vor der Türe steht.

Sie sind zu Hause, es klingelt an der Tür und Sie bekommen ganz spontan Besuch. Sie bitten ihn herein, und als höflicher Gastgeber möchten Sie ihm eine Kleinigkeit zu essen anbieten. In Ihrem Kopf gehen Sie Ihre Vorratsschränke durch auf der Suche nach einer essbaren Leckerei. Die Schachtel Pralinen, die Sie kürzlich geschenkt bekommen haben, muss jetzt daran glauben. Und während Sie sich ins Gespräch vertiefen und die letzten Neuigkeiten austauschen, sind fünf Pralinen in Ihrem Mund verschwunden.

Häppchenteller statt Pralinen

Wenn Sie beim nächsten Mal eine Kleinigkeit zum Schnabulieren anbieten möchten, dann gehen Sie nicht nur Ihre Vorratsschränke durch, sondern denken Sie zuallererst an Ihren Kühlschrank! Dort findet sich bestimmt ein Stück Hartkäse, wie Parmesan oder Bergkäse, der sich wunderbar in kleine Würfel schneiden lässt. Ein Glas Oliven, natur oder gefüllt mit Knoblauch oder Paprika, ist sicher auch zu finden.

Ein kleiner Häppchenteller ist schnell zubereitet, und Sie bringen sich und Ihren Besuch nicht in die Kohlenhydratfalle.

1. Käse in kleine Würfel schneiden.
2. Mit Oliven oder Cherrytomaten dekorieren.
3. Mit Pfeffer aus der Mühle garnieren. Ein paar Zahnstocher erleichtern das Zugreifen.

Genauso schnell gezaubert und immer beliebt sind Tomaten-Mozzarella-Sticks.

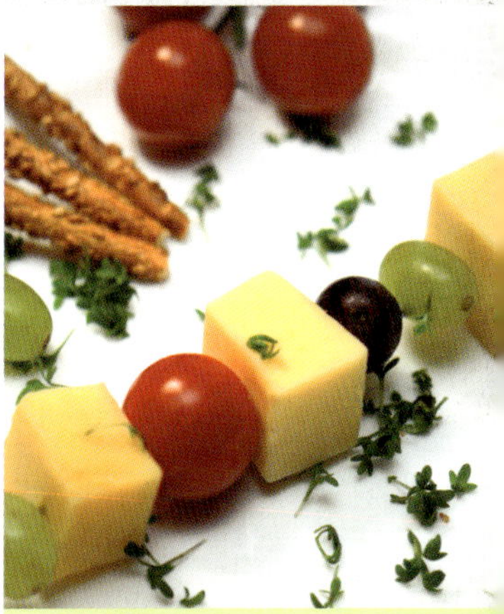

KH in g	Besucherhäppchen
0	1 Portion Bergkäse
1	1 EL grüne Oliven
= ca. 1 g KH und 235 kcal	

CANDLE-LIGHT-DINNER

Drei Gänge für einen dicken Bauch

Italienisches Drei-Gänge-Menü

KH in g	
35	Bruschetta con pomodori
52	Tagliatelle con rucola e pomodori
27	Gelati mista

= ca. 114 g Kohlenhydrate und 1.300 kcal

Sie sind frisch verliebt und haben Ihr Date zu einem Candle-Light-Dinner eingeladen. Was sollen Sie nur kochen? Die deutsche Küche erinnert an Hausmannskost, die französische Küche ist Ihnen zu aufwendig. Zum Glück gibt es einfache Gerichte vom Italiener. Sie starten mit gerösteten Weißbrotscheiben und Tomatenstückchen, dann folgt ein Pastagericht mit pikanter Käsesauce und zum Nachtisch ein Dreierlei an Eiskugeln aus Ihrer Gefriertruhe.

Um 1.300 Kalorien zu verbrennen, müssten Sie als 90-Kilo-Mann mindestens 3 Stunden tanzen gehen. Also, jetzt wissen Sie, was nach dem Dinner noch auf dem Programm steht.

Sicherlich eine gelungene Komposition, aber werfen Sie mal bitte einen Blick auf die Kohlenhydratmenge.

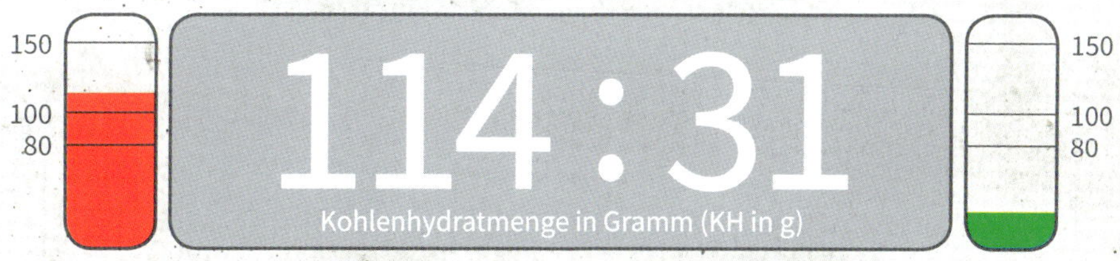

Liebe geht durch den Magen

Genauso italienisch, aber um einiges freundlicher für Ihren Bauchumfang ist diese Zusammensetzung. Sie starten mit Melone und Parmaschinken zur Vorspeise, dann folgt ein bunter Salatteller mit gebratenen Bio-Scampis in Zitronen-Olivenöl-Dressing mit etwas Chili und zum Dessert reichen Sie Mascarponecreme mit Erdbeeren.

Im Winter können Sie statt der Erdbeeren wunderbar auf Granatapfel zurückgreifen.

Ein leckeres Menü, das leicht gelingt und mit den gewissen Zutaten Amor auf die Sprünge hilft:

KH in g	
13	Prosciutto di parma con melone
6	Insalata con scampi e chili
12	Crema di mascarpone con fragole
= ca. 31 g KH und 990 kcal	

Wussten Sie schon?
Chilischoten und Erdbeeren gelten als Lustbringer und der Granatapfel steht als Sinnbild für Verführung.

MIT KINDERN ESSEN

Schnell etwas Gutes zaubern

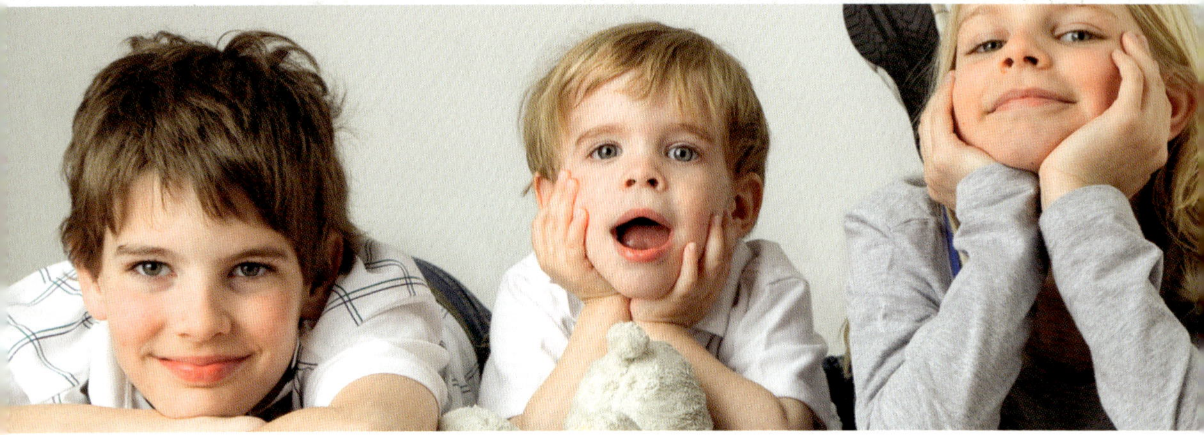

Das Kindermenü

KH in g	
61	1 *große* Portion Spaghetti
6	1 *kleine* Portion Sauce bolognese mit Tomaten, Zwiebeln und Sahne
2	1 *kleiner* gemischter Salat mit Dressing

= ca. 69 g Kohlenhydrate und 785 kcal

Um 785 Kalorien zu verbrennen, müssten Sie als 90-Kilo-Mann fast 1,5 Stunden mit Ihren Kindern ringen. Mit einer großen Portion Spaghetti im Bauch ein etwas unangenehmes Unterfangen.

Sie sind mit Ihren Kindern allein zu Hause und müssen schnell etwas auf den Tisch bringen, das die anspruchsvollen Kindermünder zufriedenstellt. Auf Quengeleien haben Sie gar keine Lust. Also gibt es das, was alle Kinder gerne essen: Spaghetti bolognese. Und weil es auch Ihnen gut schmeckt, langen Sie kräftig zu. Im Nu sind Ihre Kinder satt und glücklich, essen dabei meist gar nicht die ganze Portion. Sie allerdings schon, und Ihre Kohlenhydratmenge wächst rasant.

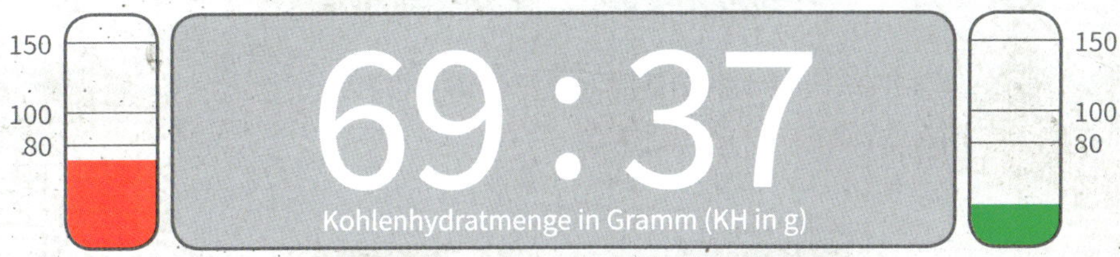

Wenn Spaghetti, dann richtig!

Auch Sie können sich das Kindermenü schmecken lassen. Stellen Sie sich Ihren Teller nur ein wenig anders zusammen als den Ihrer Kinder.
Bei Ihren Kindern dürfen Spaghetti und Sauce ruhig im gleichen Verhältnis auf dem Teller sein, ein kleiner Salat dazu und die Kids sind zufrieden. Bei Ihnen darf der knackige Salat die größte Tellerfläche einnehmen, ein Viertel davon füllen Sie mit Nudeln und das andere Viertel ist für die Sauce reserviert. **Guten Appetit!**

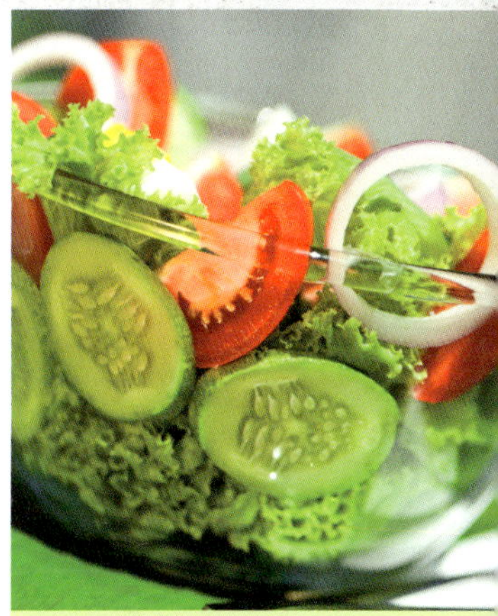

KH in g	Das Erwachsenenmenü:
30	1 ***kleine*** Portion Spaghetti
4	1 ***große*** Portion Sauce bolognese mit Tomaten und Zwiebeln
3	1 ***großer*** gemischter Salat mit Dressing
= ca. 37 g KH und 650 kcal	

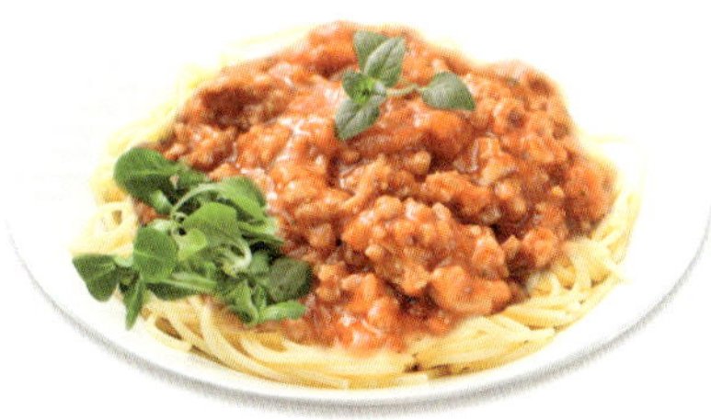

der Kinderteller

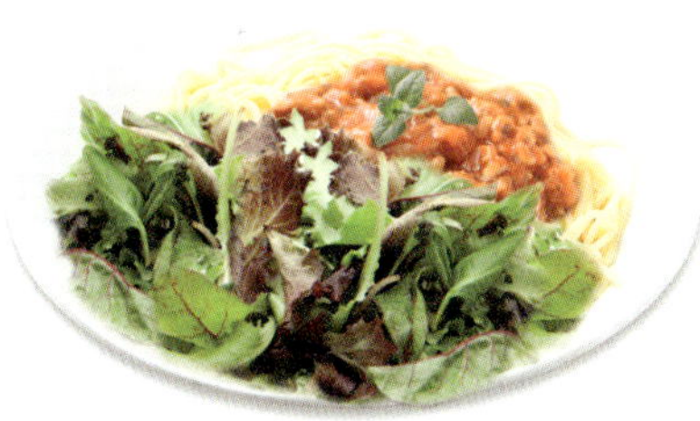

Ihr Teller

Die gleiche Mahlzeit für groß und klein. Entscheidend ist allerdings, wie Sie sich Ihren Teller füllen.

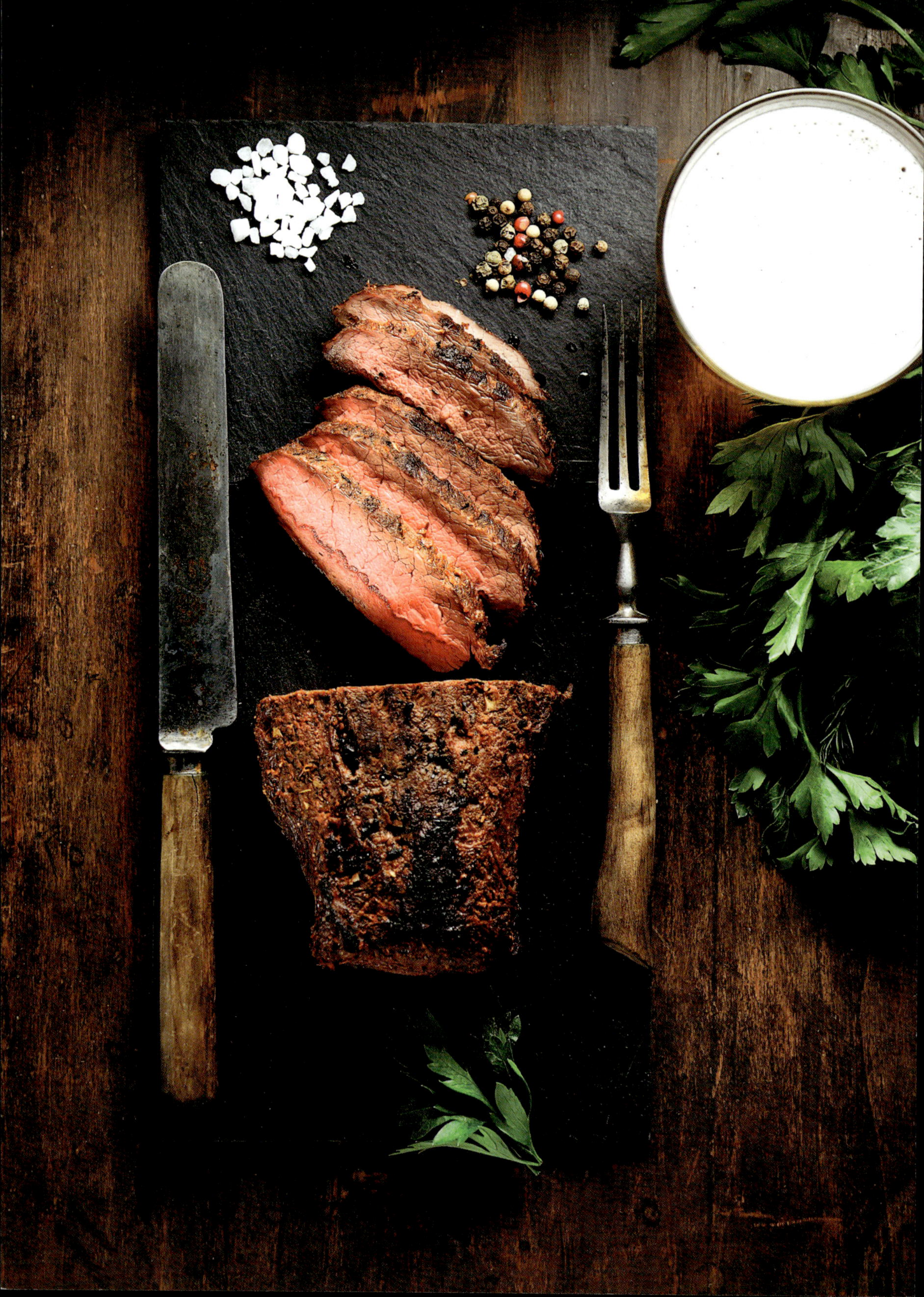

REZEPTE

WERKZEUGE FÜR DIE KÜCHE

Die beschichtete Bratpfanne

Griffe

Prüfen Sie vor dem Kauf die Griffqualität. Stabil und groß genug sollte der Griff sein. Also rütteln Sie vor dem Kauf kräftig daran. Wenn Sie Ihre Pfanne auch für Ofengerichte nutzen möchten, sollten die Griffe hitzebeständig oder abnehmbar sein. Es gibt unterschiedliche Möglichkeiten der Verarbeitung. Geschraubte Griffe können Sie später selbst wieder nachziehen.

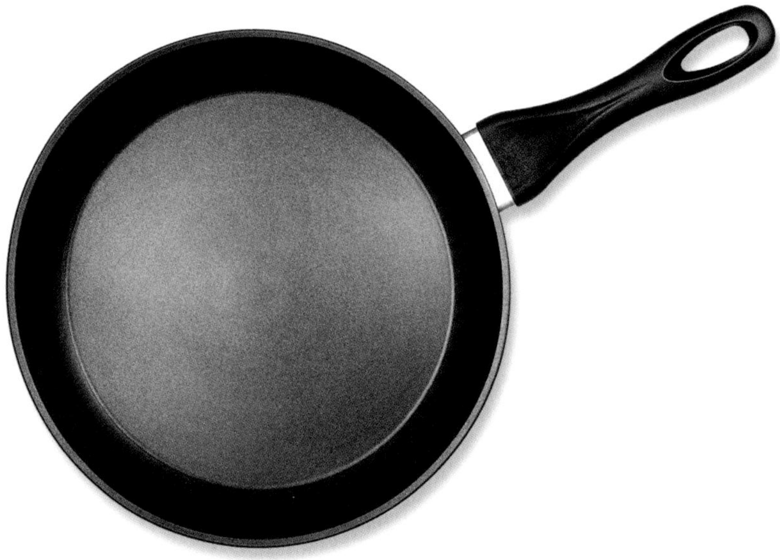

Pflege

Beschichtete Pfannen möchten am liebsten nur mit heißem Wasser ohne Spülmittel gereinigt werden. Ein leichter Ölfilm pflegt die Beschichtung und sorgt somit für lange Antihafteigenschaften. Beachten Sie ansonsten die Pflegehinweise des Herstellers – vor allem bevor Sie die Pfanne in die Spülmaschine stecken wollen.

Größe

Die Größe wird durch den Durchmesser bestimmt. 18, 24 oder 28 Zentimeter – damit ist der obere Pfannenrand gemeint. Der Bodendurchmesser ist um einige Zentimeter kleiner. Am besten, Sie haben eine kleine (18 Zentimeter) und eine große (28 Zentimeter) Pfanne.

Auf einen Blick:

- optimales Gelingen des Gerichts
- minimaler Aufwand beim Abwasch
- Spaß beim Kochen und Experimentieren

Beschichtung

Eine Pfanne mit einer qualitativ hochwertigen Antihaftbeschichtung bringt Freude in die Küche. Mal abgesehen von dem Vorteil, dass Sie weniger Fett zum Anbraten brauchen, macht es einfach Spaß, wenn das Bratgut im Ganzen auf dem Teller landet und nicht zur Hälfte noch in der Pfanne klebt. Informieren Sie sich im Fachhandel über die unterschiedlichen Beschichtungsarten.

Beim Kauf einer Pfanne lohnt sich eine Fachberatung. Hier finden Sie die für Ihre Zwecke beste Lösung. Es ist definitiv sinnvoll, einmalig etwas mehr Geld für eine Pfanne mit stabiler Beschichtung auszugeben, statt hintereinander drei oder vier billigere Modelle zu verschleißen.

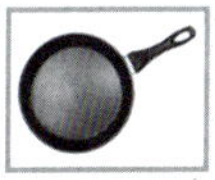

Wenn Sie dieses Symbol in den Rezepten finden, ist die Zubereitung mit einer beschichteten Pfanne kinderleicht.

WERKZEUGE FÜR DIE KÜCHE

Das Küchenmesser

Die Klinge

Das Herzstück des Messers gibt es aus Stahl oder Keramik sowie in unterschiedlichen Größen und Formen. Entscheidend ist die Schärfe der Klingenschneide. Denn mit scharfer Klinge geht die Arbeit in der Küche ruck, zuck von der Hand. Die Härte des Stahls entscheidet letztendlich über die Schärfe der Klinge und über ihre Lebensdauer.

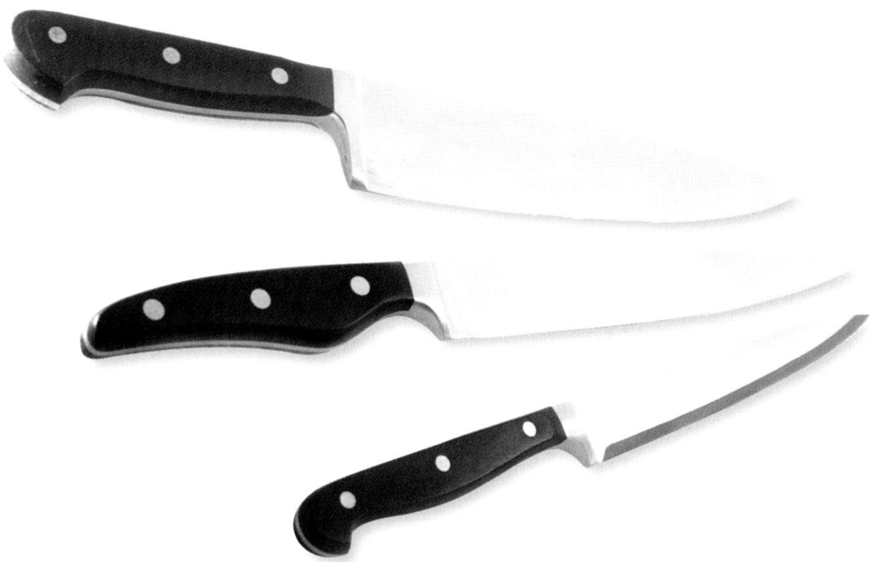

Schneidebretter

Als Unterlage am besten Holz- oder Kunststoffbretter benutzen. Auf Glas- oder Marmoroberflächen wird die Klinge schnell stumpf.

Damit die Ananas nicht nach Zwiebeln schmeckt, ist es sinnvoll, eine Seite als »OBST«-Seite mit einem wasserfesten Stift zu beschriften. Dann weiß man immer, dass dort Zwiebeln oder Knoblauch nichts zu suchen haben.

Der Griff

Wichtig ist, dass das Messer gut in Ihrer Hand liegt. Je nach Größe der Handfläche und Schwere der Klinge hat man individuelle Vorlieben für den optimalen Griff.

Auf einen Blick:

- Spaß beim Gemüseschneiden
- Qualität ein Leben lang
- Küchenwerkzeug wie die Profis

Reinigen

Hochwertige Küchenmesser sollten nicht in der Spülmaschine gereinigt werden. Lauwarmes Wasser, etwas Spülmittel und danach sofort abtrocknen. So pflegen Sie die Klinge am besten.

Lassen Sie sich beim Messerkauf fachmännisch beraten. Soll es ein japanisches Santoku oder ein deutsches Profimesser mit Stahl aus Solingen sein? Einseitig oder zweiseitig geschliffene Klinge? Fragen, auf die Sie im Fachgeschäft sicher eine Antwort finden. Noch ein Vorteil: Dort zeigt man Ihnen auch, wie Sie das Messer professionell schleifen.

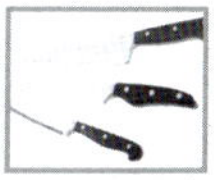

Wenn Sie dieses Symbol in den Rezepten finden, ist die Zubereitung mit einem scharfen und hochwertigen Messer ein Kinderspiel.

WERKZEUGE FÜR DIE KÜCHE

Der Küchenhobel

Der Hobel

Sie können einen Gemüsehobel in Ihrer Küche mit dem Hobel in einer Schreinereiwerkstätte vergleichen. Ein unverzichtbares Werkzeug, das Ihnen viele Arbeitsschritte erleichtert und im Endeffekt auch noch für das gute Gelingen einer Mahlzeit sorgt.

Wichtig:
verschiedene Hobeleinsätze und ultrascharfe Spezialmesser aus rostfreiem Edelstahl

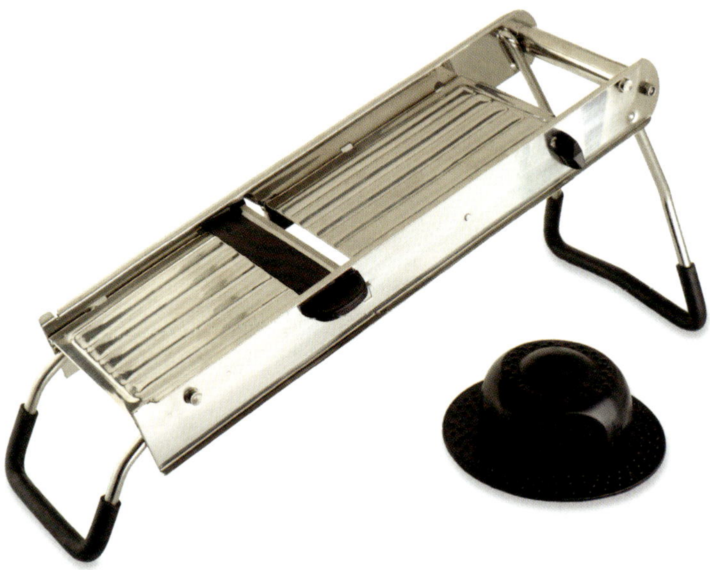

Würfel

Ein besonderes Geschmackserlebnis sind bunte Rohkostsalate. Hauchfeine Gemüsewürfelchen nehmen das Salatdressing besser auf und schmecken daher intensiver als große Stücke.

Scheiben

Von hauchdünnen bis hin zu dicken Scheiben können Sie im Nu Gemüse oder Obst hobeln. Rote-Bete- oder Kohlrabi-Carpaccio sind eine ernstzunehmende Konkurrenz zum Gurkensalat.

Streifen und Stifte

Sie kennen das aus dem Restaurant? Fein geschnittene Gemüsesticks, von denen einer dem anderen gleicht. Das Auge isst mit, daher machen diese Sticks erst recht Appetit auf knackiges Gemüse.

Auf einen Blick:

- blitzschnelles Zerkleinern von Obst und Gemüse
- Gemüsesticks meisterhaft geschnitten
- optimal auch für kleine Mengen
- leicht zu reinigen

Inspizieren Sie die Schubladen Ihrer Küche. Finden Sie dort einen halb verrosteten Gurkenhobel und eine stumpfe Reibe? Dann sollten Sie sich bald einen Multifunktionshobel in einer guten Qualität besorgen. Denn damit macht die Zubereitung von Gemüse und Obst noch viel mehr Spaß. Eine kleine inspirierende Geräteeinführung gibt es häufig in der Fußgängerzone!

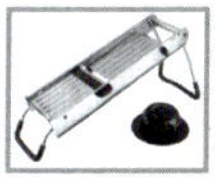

Wenn Sie dieses Symbol in den Rezepten finden, ist die Zubereitung dank des Hobels schnell und kinderleicht.

Achtung!

Mit wenig Routine im Gebrauch des Hobels ist ein Fingerschutz unerlässlich.

FRÜHSTÜCK

Süß und herzhaft

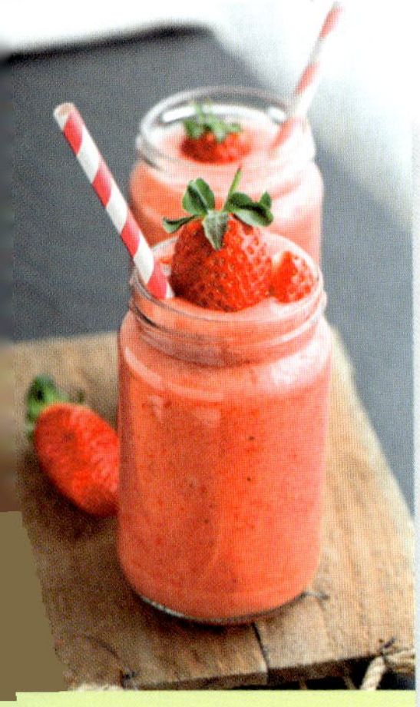

Beerenmilchshake

Zutaten für 1 Portion

100 g Beerenfrüchte (frisch oder tiefgekühlt)
4 EL Joghurt (3,5 % Fett)
125 ml Milch
1 EL Ahornsirup

= **ca. 30 g Kohlenhydrate und 260 Kalorien**

Einfacher geht's kaum:

Alle Zutaten in ein hohes Gefäß geben, 30 Sekunden pürieren. Fertig!

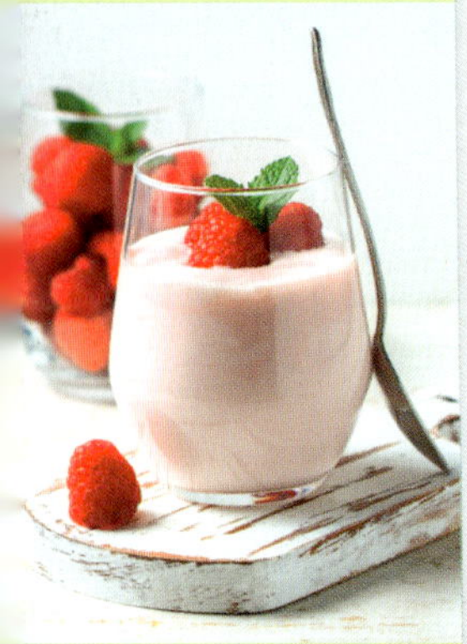

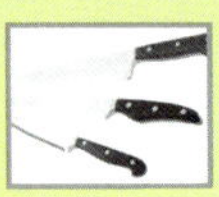

Apfelquark mit Himbeeren und Zimt

Zutaten für 1 Portion

½ Apfel
1 TL Zitronensaft
5 EL Quark
2 EL Mineralwasser
1 EL Himbeeren
1 EL Mandelsplitter
½ TL Zimt

= **ca. 21 g Kohlenhydrate und 350 Kalorien**

1. Den Apfel waschen, halbieren und entkernen und in kleine Würfel schneiden bzw. hobeln (eine Hälfte für den kleinen Hunger zurücklegen).
2. Apfelstücke mit dem Zitronensaft beträufeln.
3. In Ihrer Müslischüssel Quark mit Mineralwasser cremig rühren.
4. Apfelstücke, Mandelsplitter und, wer mag, Zimt unterheben. Himbeeren drauf und fertig.

Lachsschnitte mit Frischkäse und Gurken

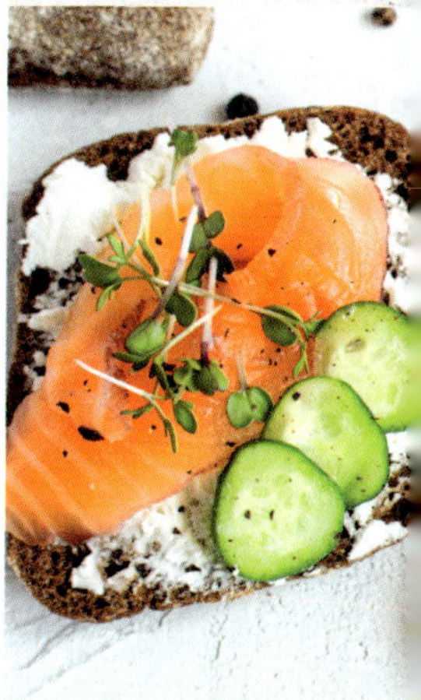

Zutaten für 1 Portion

1 Scheibe Vollkornbrot (50 g)
1 EL Frischkäse (Rahmstufe)
1 Scheibe Lachs (20 g)
5 Gurkenscheiben

= **ca. 32 g Kohlenhydrate und 275 Kalorien**

1. Eine Scheibe Vollkornbrot mit Frischkäse bestreichen.
2. Mit Lachs und Gurkenscheiben belegen.

Vergleiche: Eine Scheibe Brot mit Butter und Marmelade enthält etwa 51 g Kohlenhydrate und 390 Kalorien.

Paprika-Quark-Schnitte

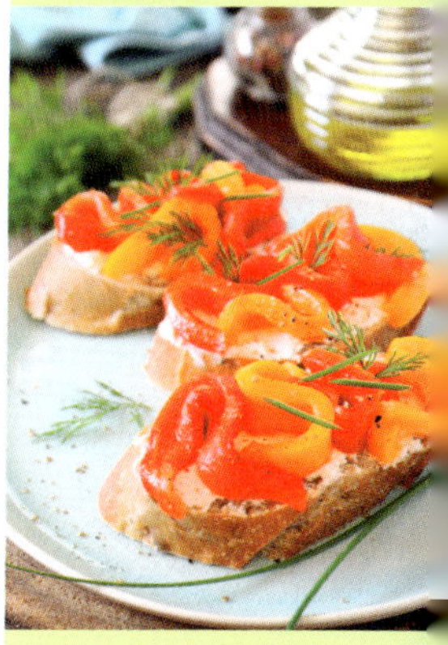

Zutaten für 1 Portion

$\frac{1}{2}$ rote Paprikaschote
1 EL Quark (Halbfettstufe)
Paprikapulver
Salz und Pfeffer
1 Scheibe Mischbrot (50 g)
1 EL gehackter Schnittlauch

= **ca. 34 g Kohlenhydrate und 195 Kalorien**

1. Paprika halbieren, Kerne, Trennwände und Stielansatz entfernen (eine Hälfte für den kleinen Hunger zur Seite legen). $\frac{1}{4}$ der Paprika in kleine Würfel schneiden, das andere Viertel in Streifen.
2. Paprikawürfel mit Quark vermengen und mit Paprikapulver, Salz und Pfeffer abschmecken.
3. Brotscheibe mit Quarkmasse bestreichen, Paprikastreifen darüberlegen und mit gehacktem Schnittlauch bestreuen.

FRÜHSTÜCK

Süß und herzhaft

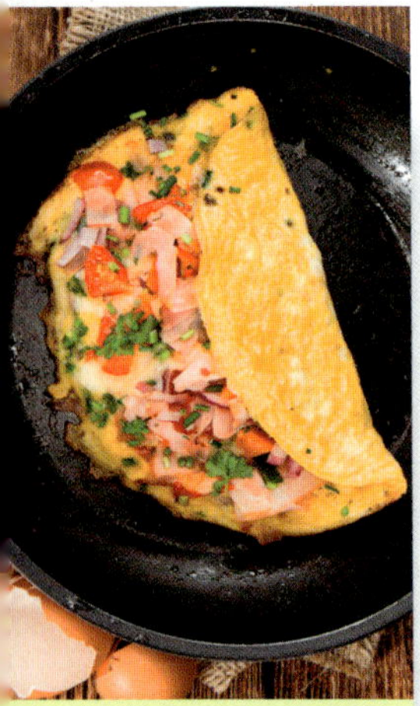

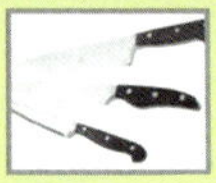

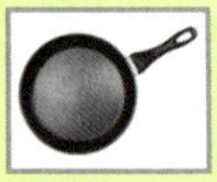

Gemüseomelett mit Schinken

Zutaten für 1 Portion

2 Eier
1 EL Mineralwasser
1 kleine Zwiebel
½ Paprikaschote
1 Tomate
2 Scheiben gekochter Schinken
1 EL Rapsöl
1 EL gehackter Schnittlauch
Salz und Pfeffer

= **ca. 10 g Kohlenhydrate und 390 Kalorien**

1. Eier und Wasser verquirlen.
2. Zwiebel, Paprika und Tomate in kleine Würfel schneiden, gekochten Schinken ebenfalls klein stückeln. Mit der Eimasse vermengen und würzen.
3. Rapsöl in die beschichtete Pfanne geben, Ei-Gemüse-Masse dazugeben und ca. 20 Minuten bei kleiner Hitze stocken lassen.
4. Mit Salz und Pfeffer würzen. Schnittlauch drüber und fertig!

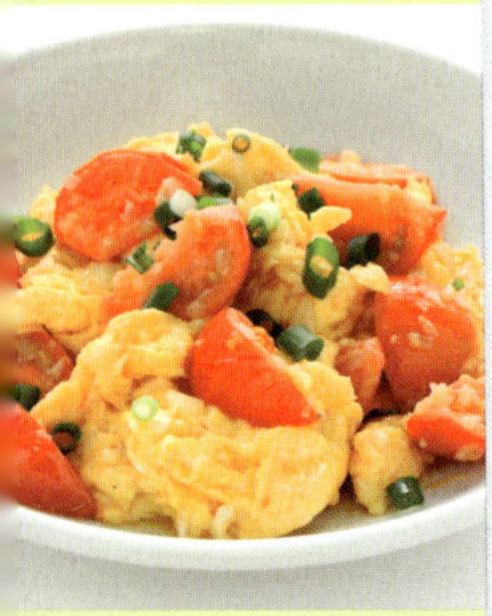

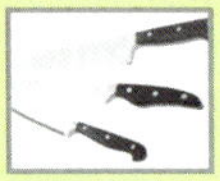

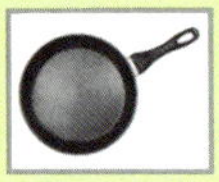

Rührei mit Tomaten, Kräutern und Lachs

Zutaten für 1 Portion

2 Eier
1 EL Mineralwasser
1 Tomate
1 EL Rapsöl
1 EL frische Kräuter
Salz und Pfeffer
2 Scheiben Räucherlachs

= **ca. 5 g Kohlenhydrate und 350 Kalorien**

1. Eier und Mineralwasser mit der Gabel verquirlen.
2. Tomate in Stücke schneiden.
3. Rapsöl in der Pfanne erhitzen, Eier und Tomatenstücke dazu und das Rührei kurz anbraten.
4. Rührei mit Kräutern bestreuen, mit Salz und Pfeffer würzen und mit Räucherlachs genießen.

Räucherforelle mit Kräuterquark

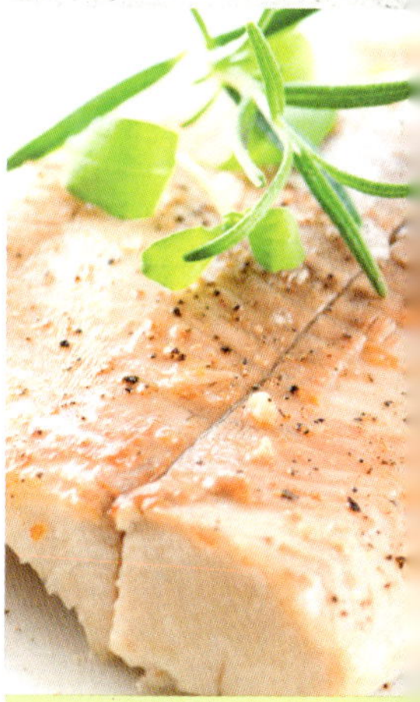

Zutaten für 1 Portion

$\frac{1}{4}$ Salatgurke
100 g Quark (Halbfettstufe)
100 g Joghurt
1 TL Meerrettich
3 EL gehackter Schnittlauch
Kräutersalz und Pfeffer
125 g geräuchertes Forellenfilet

= **ca. 10 g Kohlenhydrate und 360 Kalorien**

1. Salatgurke grob raspeln.
2. Quark, Joghurt und Meerrettich mit Gurke und Schnittlauch vermengen.
3. Salzen und pfeffern.
4. Kräuterquark zusammen mit Forellenfilet genießen.

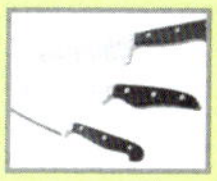

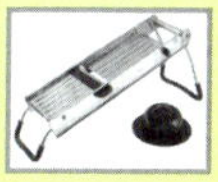

Vollkorn-Apfel-Schnitte

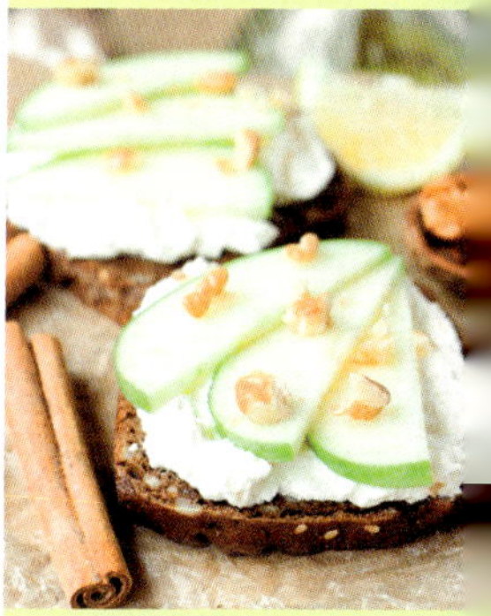

Zutaten für 1 Portion

$\frac{1}{2}$ Apfel
1 Scheibe Vollkornbrot (30 g)
1 EL Quark (Halbfettstufe)
Zimt

= **ca. 30 g Kohlenhydrate und 175 Kalorien**

1. Apfel halbieren, Kerngehäuse entfernen und in Scheiben schneiden.
2. Vollkornbrot mit Quark bestreichen und mit Apfelscheiben belegen. Je nach Geschmack mit etwas Zimt bestreuen.

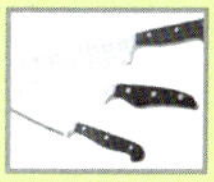

SUPPEN

Kalt und warm

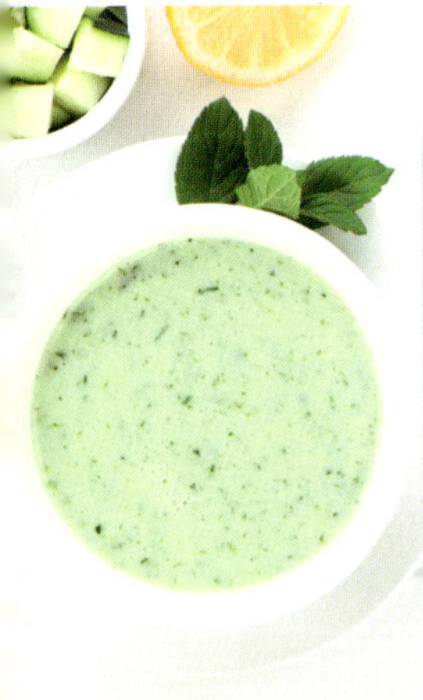

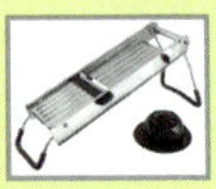

Geeiste Gurken-Joghurt-Suppe

Bei der Zubereitung von Suppen ist es sicher empfehlenswert, gleich mehrere Portionen zu kochen.

Zutaten für 1 Portion

¼ Salatgurke
60 ml Buttermilch
125 g Naturjoghurt (3,5 %)
½ Knoblauchzehe
Salz und Pfeffer
½ Zweig Minze

= **ca. 9 g Kohlenhydrate und 115 Kalorien**

1. Gurke waschen, nach Belieben schälen und mit dem Haushaltshobel sehr fein raspeln. Einige Gurkenstifte zum Garnieren beiseitestellen.
2. Gurkenraspel, Buttermilch und Joghurt verrühren.
3. Zum Würzen die Knoblauchzehe mit der Presse in die Suppe pressen, kräftig salzen und pfeffern.
4. Die Minzeblättchen klein hacken und einrühren.
5. Suppe ca. 2 Stunden kalt stellen. Vor dem Servieren restliche Gurkenstifte auf die Suppe geben.

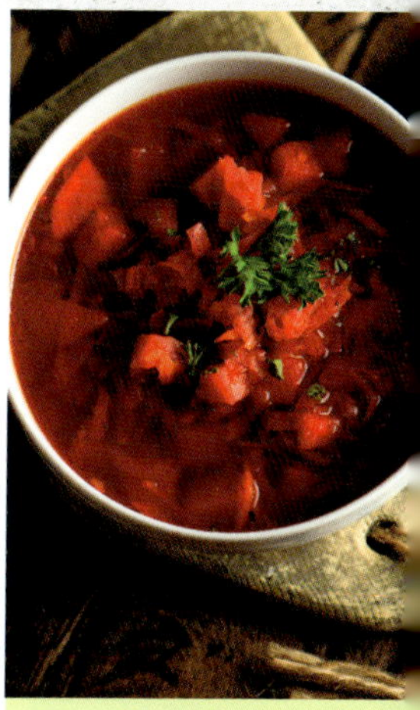

Borschtsch

Bei der Zubereitung von Suppen ist es sicher empfehlenswert, gleich mehrere Portionen zu kochen.

Zutaten für 1 Portion

¼ rote Bete
½ Karotte
½ Stange Staudensellerie
¼ Zwiebel
1 TL Rapsöl
15 g Speckwürfel
¼ l Bio-Hühnerbrühe
½ Dose Tomaten
1 TL Zitronensaft
1 TL gehackter Dill
Salz und Pfeffer
75 ml saure Sahne

= **ca. 10 g Kohlenhydrate und 210 Kalorien**

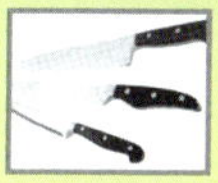

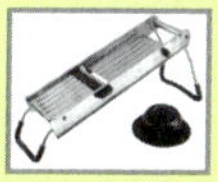

1. Rote Bete und Karotte schälen und mit der Haushaltsreibe in feine Stifte raspeln. Sellerie in Streifen schneiden und Zwiebel fein würfeln.
2. Das Rapsöl in einem großen Topf erhitzen und die Speckwürfel darin kurz anbraten. Die Zwiebeln einige Minuten mitdünsten, dann geschnittenes Gemüse hinzugeben und etwa 5 Minuten dünsten.
3. Mit Bio-Hühnerbrühe, Dosentomaten mit Saft und Zitronensaft aufgießen, Dill hinzugeben, salzen und pfeffern.
4. Die Suppe ca. eine ½ Stunde auf kleiner Flamme köcheln lassen.
5. Mit einem Klecks saurer Sahne servieren.

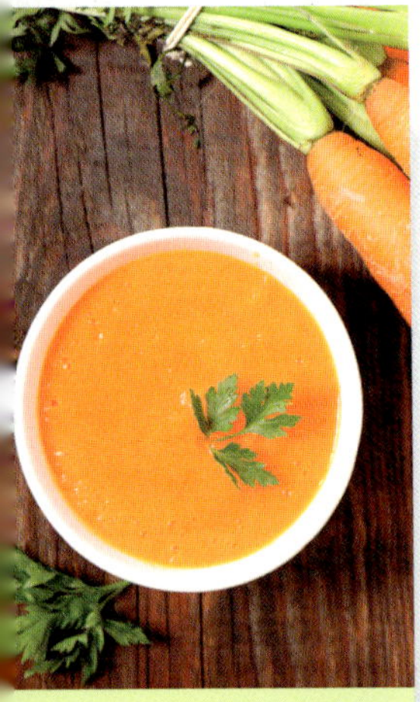

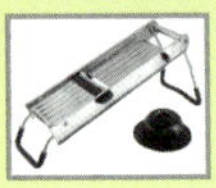

Karottencremesuppe mit Koriander

Bei der Zubereitung von Suppen ist es sicher empfehlenswert, gleich mehrere Portionen zu kochen.

Zutaten für 1 Portion

1 Karotte
½ kleine Kartoffel
½ Stange Sellerie
1 TL Rapsöl
10 g Butter
¼ Zwiebel
250 ml Bio-Hühnerbrühe
50 ml Milch
Salz und Pfeffer
1 TL gem. Koriander
Korianderblättchen zum Garnieren

= **ca. 15 g Kohlenhydrate und 180 Kalorien**

1. Karotten und Kartoffeln waschen und mit der Haushaltsreibe grob raspeln. Sellerie in kleine Stücke schneiden. Zwiebel würfeln.
2. Rapsöl und Butter in einen großen Topf geben und Zwiebelwürfel darin dünsten. Sellerie-, Kartoffel- und Karottenstücke ca. 20 Minuten mitdünsten.
3. Die Brühe hinzugeben, aufkochen lassen und 10 Minuten auf kleiner Flamme köcheln lassen.
4. Suppe etwas abkühlen lassen und mit dem Pürierstab pürieren. Milch unterrühren.
5. Mit Salz, Pfeffer und gemahlenem Koriander abschmecken und mit klein gehacktem Koriander garnieren.

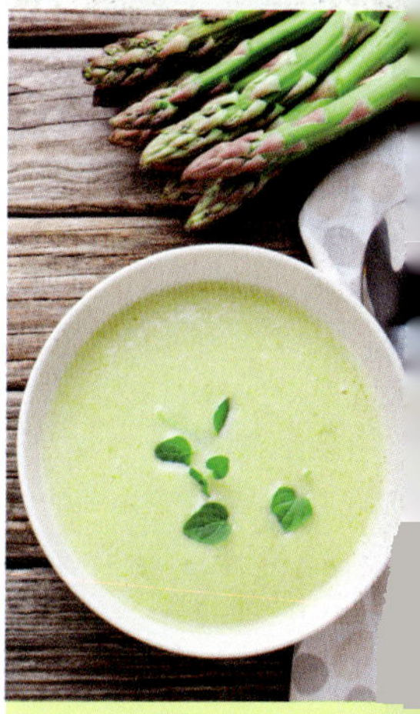

Spargelsuppe aus grünem Spargel

Bei der Zubereitung von Suppen ist es sicher empfehlenswert, gleich mehrere Portionen zu kochen.

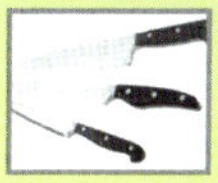

Zutaten für 1 Portion

200 g grüner Spargel
3 Schalotten
20 g Butter
1 TL Mehl
300 ml Bio-Gemüsebrühe
1 EL Zitronensaft
Salz und Pfeffer
125 ml Milch
6 EL Sahne
1 TL Petersilie

= **ca. 6 g Kohlenhydrate und 220 Kalorien**

1. Spargel waschen, Enden abschneiden. Spargelspitzen etwa 4 cm lang abschneiden, restliche Stange in kleine Stücke schneiden.
2. Schalotten würfeln und in der Hälfte der Butter glasig dünsten. Spargelstücke – aber nicht die Spitzen – hinzugeben und 1 Minute mit andünsten.
3. Dann 1 TL Mehl einstreuen und kurz mit anschwitzen. Mit Gemüsebrühe und Zitronensaft aufgießen, salzen, pfeffern und etwa 15 Minuten köcheln lassen.
4. Die Suppe etwas abkühlen lassen und pürieren. Milch dazugeben.
5. Die Spargelspitzen in der restlichen Butter 3–4 Minuten leicht andünsten, bis sie fast gar sind.
6. Spargelspitzen und Sahne zugeben, mit Petersilie garnieren.

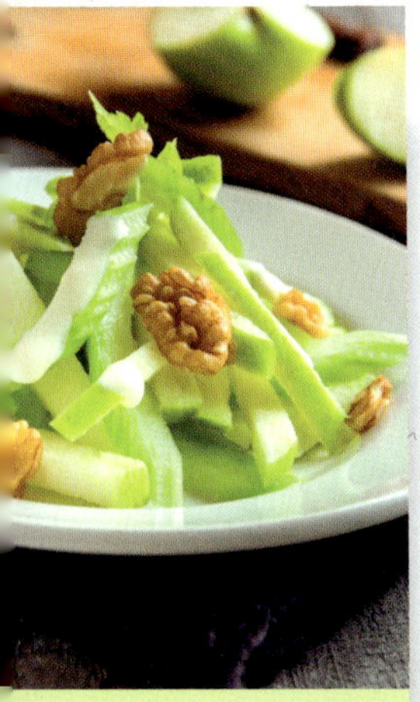

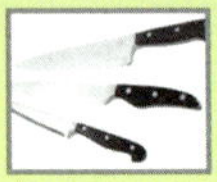

Selleriesalat mit Avocadoscheiben

Zutaten für 1 Portion

1 Stangensellerie
½ Frühlingszwiebel
1 EL Schinkenwürfel
1 EL gehackte Walnüsse
½ reife Avocado
1 EL saure Sahne
1 EL Olivenöl
1 EL Zitronensaft
Pfeffer

= **ca. 9 g Kohlenhydrate und 585 Kalorien**

1. Sellerie und Frühlingszwiebel waschen, das Grün entfernen und in kleine Stücke schneiden. Mit Schinkenwürfeln und gehackten Walnüssen vermischen.
2. Avocado am Kern entlang teilen und den Kern entfernen. Die eine Hälfte schälen und in Scheiben schneiden.
3. Saure Sahne mit Olivenöl, Zitronensaft und Pfeffer vermengen.
4. Avocadoscheiben dem Salat aus Sellerie, Frühlingszwiebeln und Schinken hinzugeben und Sahne-Öl-Dressing vorsichtig unter den Salat heben.

Möhren-Apfel-Orangen-Salat

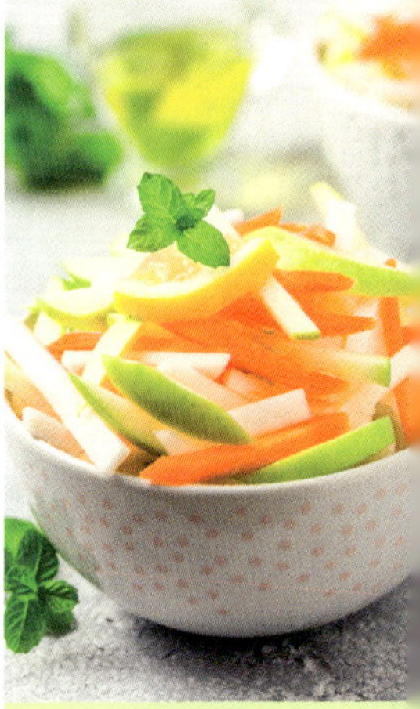

Zutaten für 1 Portion

½ Apfel
1 EL Zitronensaft
1 große Karotte
½ Orange
Für das Dressing:
2 EL Olivenöl
1 EL Zitronensaft
1 EL Naturjoghurt
1 EL frische Kräuter (z. B. Petersilie und Schnittlauch)

= **ca. 24 g Kohlenhydrate und 214 Kalorien**

1. Apfel entkernen, in feine Scheiben schneiden und Zitronensaft darübergeben.
2. Karotte schälen und fein raspeln.
3. Orange schälen, mit einem scharfen Messer die weiße Haut abziehen und dann in Stücke schneiden.
4. Die Zutaten für das Dressing gut vermengen.
5. Apfel-, Orangenscheiben und Karottenstifte in eine große Schüssel geben, Dressing dazugeben und vermischen.

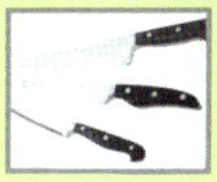

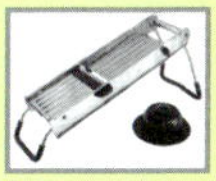

Griechischer Bauernsalat

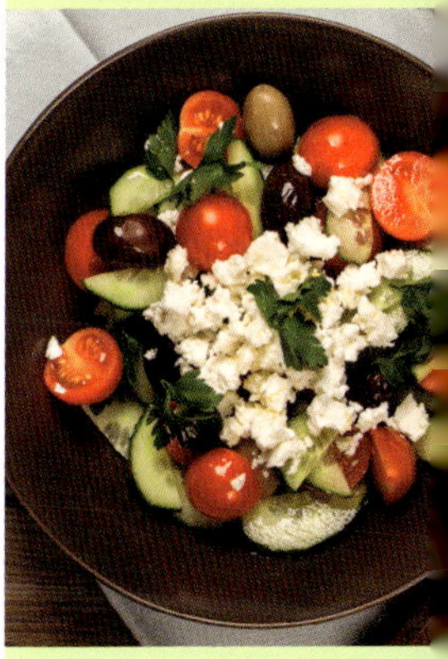

Zutaten für 1 Person

¼ Salatgurke
½ grüne Paprikaschote
½ rote Paprikaschote
1 Tomate
1 Frühlingszwiebel
50 g Schafskäse
6 Oliven
1 EL Olivenöl
1 TL Zitronensaft
Salz und Pfeffer

= **ca. 10 g Kohlenhydrate und 450 Kalorien**

1. Gemüse waschen und in kleine Stücke schneiden.
2. Schafskäse würfeln und mit dem Gemüse und den Oliven in einer großen Schüssel vermengen.
3. Aus Olivenöl, Zitronensaft, Salz und Pfeffer ein Dressing rühren und vorsichtig unter den Salat heben.

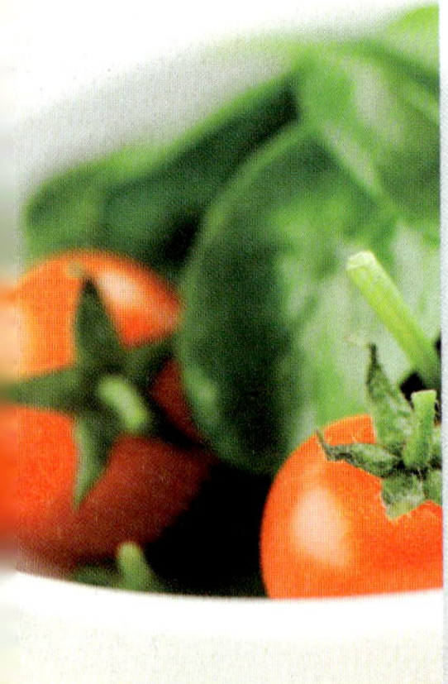

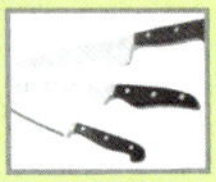

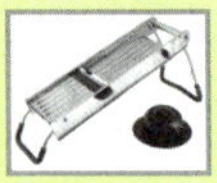

Spinatsalat mit Parmesan

Zutaten für 1 Portion

100 g junger Blattspinat
1 Tomate
20 g Parmesan (am Stück)
5 Oliven

Für das Dressing:

2 EL Olivenöl
1 EL Balsamico-Essig
Salz und Pfeffer

= **ca. 5 g Kohlenhydrate und 340 Kalorien**

1. Den Spinat putzen und gründlich waschen, in einem Sieb abtropfen lassen.
2. Die Tomate waschen, Stielansatz entfernen und in Viertel schneiden.
3. Parmesan mit der Haushaltsreibe in Streifen raspeln, Oliven in kleine Stücke schneiden.
4. Für das Dressing Olivenöl, Balsamico-Essig, Salz und Pfeffer verrühren.
5. Spinat, Tomaten, Parmesanstreifen und Oliven mit dem Dressing vermengen.

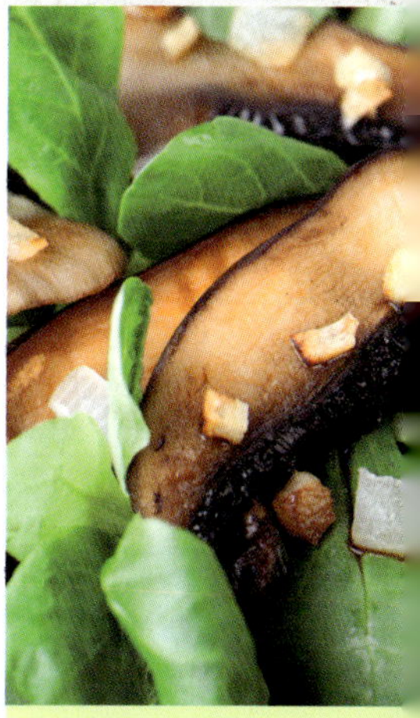

Feldsalat mit Austernpilzen

Zutaten für 1 Portion

100 g Austernpilze
100 g Feldsalat
½ Zwiebel
2 EL Olivenöl
1 Knoblauchzehe
Salz und Pfeffer
Chilipulver
Für das Dressing:
10 ml trockener Weißwein
1 EL Walnussöl
1 EL Balsamico-Essig

= **ca. 2 g Kohlenhydrate und 300 Kalorien**

1. Die Austernpilze putzen und etwas kleiner schneiden.
2. Den Feldsalat gründlich waschen, die harten Stiele abzupfen. Den Salat im Sieb abtropfen lassen und bereits auf den Teller geben.
3. Die Zwiebel sehr fein hacken, das Olivenöl in der Pfanne erhitzen und die Zwiebeln darin glasig dünsten. Knoblauchzehe auspressen und in die Pfanne geben. Die Austernpilze dazu und scharf anbraten. Alles mit Salz, Pfeffer und Chilipulver würzen.
4. Die Pilzmischung auf dem Blattsalat verteilen.
5. Für das Dressing Wein in die Pfanne gießen und den Bratensaft unter Rühren lösen, die Sauce mit Walnussöl, Essig, Salz und Pfeffer abschmecken und über den Salat träufeln.

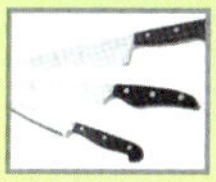

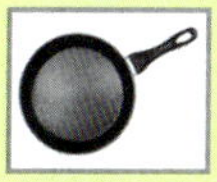

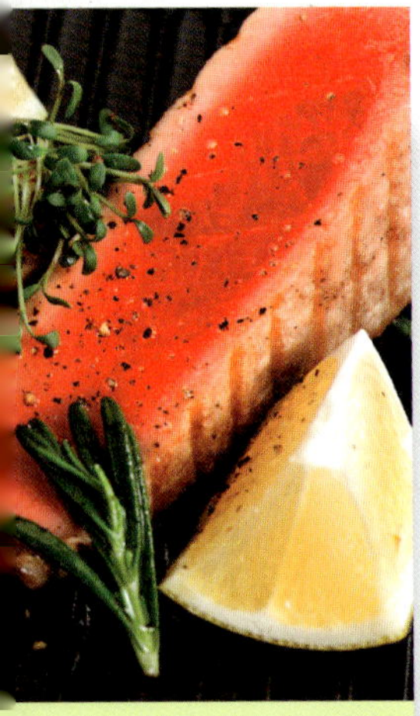

Thunfischsteak mit feinem Rettichcarpaccio

Zutaten für 1 Portion

100 g Thunfischsteak
Salz und Pfeffer
1 EL Rapsöl
1 großes Stück Rettich (weiß)
2 EL Olivenöl
Saft von $\frac{1}{2}$ Zitrone

= **ca. 3 g Kohlenhydrate bei 670 kcal**

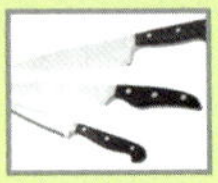

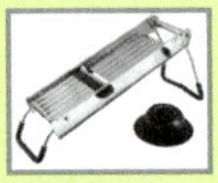

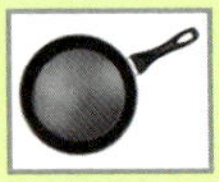

1. Das Thunfischsteak abwaschen, mit Küchenkrepp trocken tupfen und mit Salz und Pfeffer auf beiden Seiten würzen.
2. Das Rapsöl in der Pfanne erhitzen und den Thunfisch 2 Minuten auf beiden Seiten scharf anbraten.
3. Rettich schälen und mit dem Hobel in hauchdünne Scheiben hobeln.
4. Die Rettichscheiben auf dem Teller großflächig verteilen. Leicht salzen und pfeffern, mit Olivenöl beträufeln.
5. Das Thunfischsteak in dünne Scheiben schneiden und auf dem Rettichcarpaccio anrichten. Mit Zitronensaft beträufeln.

Alternative:
Statt Thunfisch können Sie auch Putenbrustfilet oder Rindersteak nehmen.

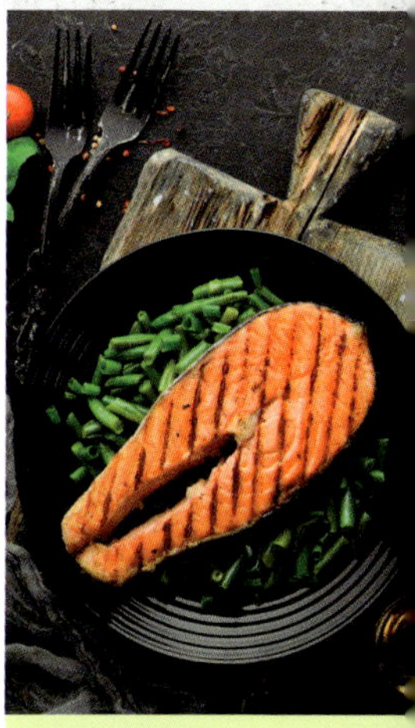

Lachsforellenfilet mit Speck-Bohnen-Gemüse

Zutaten für 1 Portion

1 rote Zwiebel
30 g Speck
250 g grüne Bohnen (tiefgekühlt)
2 EL Zitronensaft
Salz und Pfeffer
1 EL Rapsöl
100 g Lachsforellenfilet mit Haut

= **ca. 10 g Kohlenhydrate und 430 Kalorien**

Vorsicht!
Tiefgekühlte Bohnen nicht zu lange in der Pfanne lassen, sonst werden sie matschig. Sie sind bereits blanchiert, d. h. sie müssen nur noch mit dem Speck und den Zwiebeln heiß werden.

1. Zwiebel schälen und in kleine Würfel schneiden.
2. Speck ebenso in kleine Würfel schneiden und in die heiße beschichtete Pfanne geben. Kurz anbraten, bis die Speckwürfel bräunlich werden. Zwiebeln dazugeben, alles anbraten.
3. Tiefgefrorene Bohnen in die Pfanne geben. Ein paar Minuten den Deckel drauf. Danach offen weiter anbraten. Alles mit Zitronensaft, Salz und Pfeffer würzen.
4. In einer weiteren Pfanne Rapsöl erhitzen. Das Lachsforellenfilet mit der Haut nach unten 2 Minuten scharf anbraten, dann wenden und nochmal 2 Minuten braten. Mit Zitronensaft, Salz und Pfeffer würzen.

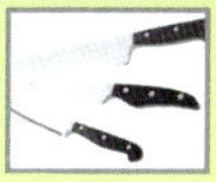

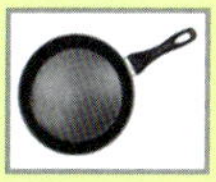

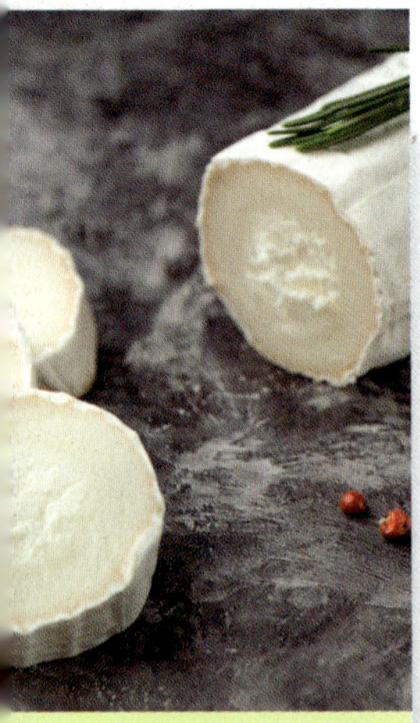

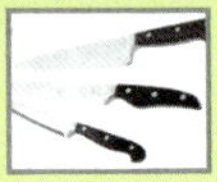

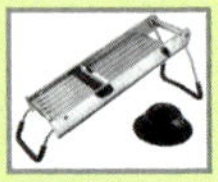

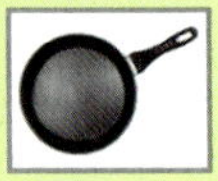

Ziegenrolle auf Karotten-Fenchel-Apfel-Salat

Zutaten für 1 Portion

1 Karotte
$\frac{1}{2}$ Apfel
1 Fenchelknolle
1 EL mittelscharfer Senf
2 EL Olivenöl
2 EL Balsamico-Essig
Salz und Pfeffer
1 Romana-Salatherz
1 Scheibe Ziegenkäse
(von der Rolle)
1 TL Honig

= **ca. 21 g Kohlenhydrate und 530 Kalorien**

1. Karotte schälen und in eine große Schüssel fein hobeln. Den $\frac{1}{2}$ Apfel abreiben und dazuhobeln. Den Fenchelstrunk herausschneiden und $\frac{1}{3}$ der Knolle in die Salatschüssel hobeln.
2. In einem kleinen Deckelglas das Dressing zubereiten. Senf, Olivenöl, Balsamico-Essig, Salz und Pfeffer mit einem Schluck Wasser hineingeben. Deckel drauf und kräftig schütteln. Über den Salat geben und einwirken lassen.
3. Das Salatherz in Streifen schneiden, kurz abbrausen und abtropfen lassen. Zu der Karotten-Fenchel-Apfel-Mischung geben.
4. Ziegenkäse in einer heißen Pfanne auf jeder Seite kurz erhitzen, bis der Käse leicht zerläuft und trotzdem eine knusprige Rinde hat.
5. Salat anrichten, Ziegenkäse daraufgeben, mit Honig garnieren.

Alternative:
Sie können statt Fenchel auch Kohlrabi, Rettich oder Paprika wählen.

Diesen Salat können Sie als Grundlage zu jedem Stück Fleisch oder Fisch nehmen.

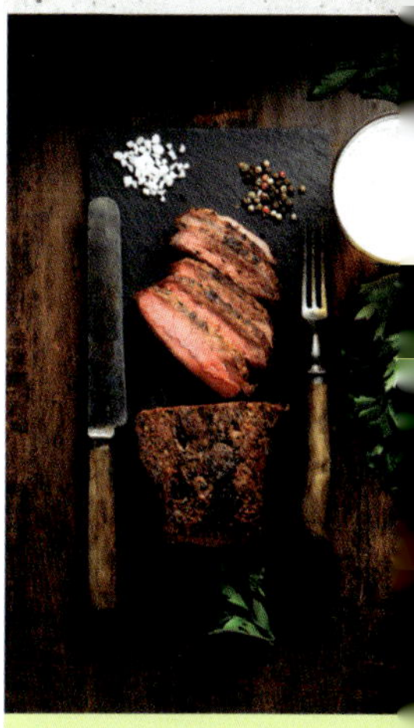

Rindersteak mit mediterranem Gemüse

Zutaten für 1 Portion

1 rote Zwiebel
1 Knoblauchzehe
1 EL Olivenöl
1 mittelgroße Zucchini
2 EL schwarze Oliven (entkernt)
Salz und Pfeffer
150 g Rindersteak
kleines Stück Parmesan

= **ca. 10 g Kohlenhydrate und 560 Kalorien**

1. Zwiebel und Knoblauch schälen und in kleine Würfel schneiden.
2. Olivenöl in der Pfanne erhitzen und Zwiebeln und Knoblauch darin anbraten.
3. Zucchini waschen und in kleine Stücke schneiden, in die Pfanne geben und bei mittlerer Hitze dünsten.
4. Die Oliven klein hacken und unter das Zucchinigemüse mischen. Mit Salz und Pfeffer würzen.
5. In einer weiteren Pfanne das Rindersteak nach Ihrem Geschmack zubereiten.
6. Gemüse und Steak auf dem Teller anrichten und mit gehobelten Parmesanstreifen garnieren.

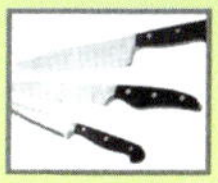

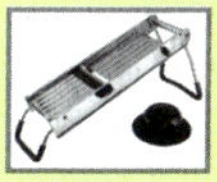

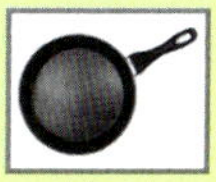

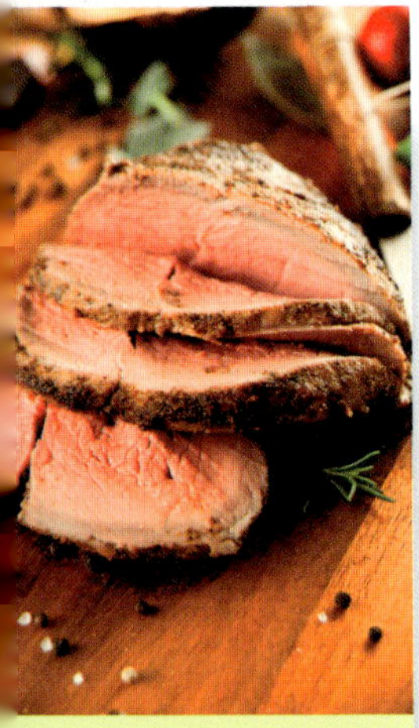

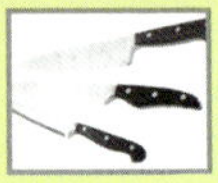

Roastbeef an Papayaschnitzen

Zutaten für 1 Portion

100 g Roastbeef (in Scheiben)
½ Papaya
½ kleine rote Zwiebel
2 TL Olivenöl
1 EL Zitronensaft
Salz und Pfeffer

= **ca. 6 g Kohlenhydrate und 380 Kalorien**

1. Roastbeefscheiben auf einem großen Teller anrichten.
2. Die Papaya schälen, entkernen und in Spalten schneiden, dann zu den Roastbeefscheiben geben.
3. Die Zwiebel schälen und in hauchfeine Würfel schneiden, über Papaya und Roastbeef streuen.
4. Aus Olivenöl, Zitronensaft und Salz ein Dressing rühren – darübergeben.
5. Mit Pfeffer aus der Mühle würzen.

Forelle auf Rote-Bete-Carpaccio

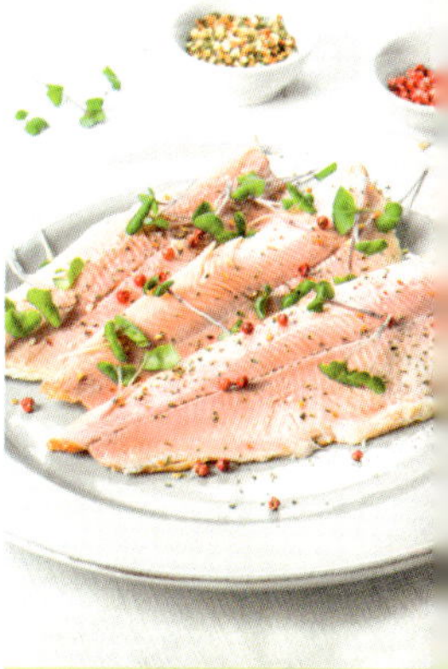

Zutaten für 1 Portion

1 Rote Bete (roh)
Zitronensaft
1 EL Olivenöl
Salz und Pfeffer
1 EL Sahnemeerrettich
125 g geräuchertes Forellenfilet (Packung)

= **ca. 10 g Kohlenhydrate und 320 Kalorien**

1. Rote Bete waschen, unteren Ansatz abschneiden und mit dem Hobel in hauchdünne Scheiben hobeln.
2. Großflächig auf dem Teller verteilen.
3. Mit Zitronensaft, Olivenöl, Salz und Pfeffer würzen.
4. Sahnemeerrettich an den Tellerrand geben und das geräucherte Forellenfilet dazu servieren.

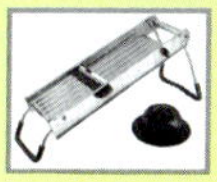

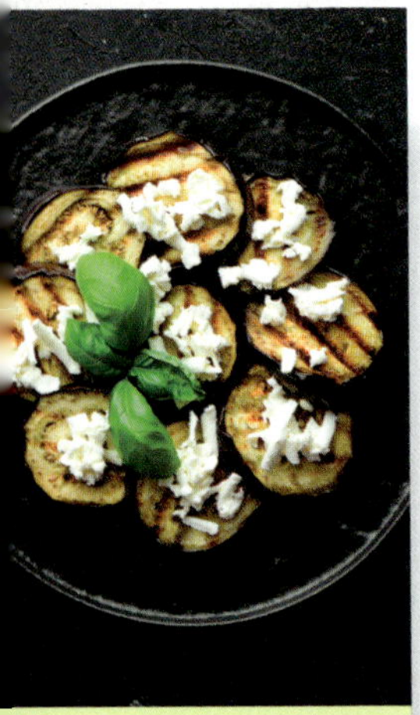

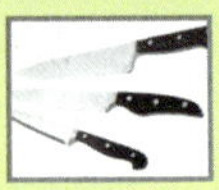

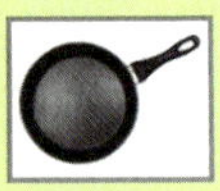

Auberginen-Feta-Happen

Zutaten für 1 Portion

½ Aubergine
Salz und Pfeffer
2 EL Olivenöl
½ Päckchen Feta
1 EL rotes Pesto

= **ca. 3 g Kohlenhydrate und 370 Kalorien**

1. Die Aubergine waschen und längs halbieren. Aus einer Hälfte 4 fingerdicke Scheiben schneiden.
2. Auberginenscheiben leicht salzen und pfeffern und in Olivenöl auf beiden Seiten 3 Minuten anbraten.
3. Den Feta in 8 dünne Scheiben schneiden.
4. Belegen Sie 2 der Auberginenscheiben mit jeweils 4 Fetascheiben, dann mit etwas rotem Pesto bestreichen und mit den beiden übrigen Auberginenscheiben bedecken.
5. Die Auberginen-Feta-Happen noch weitere Minuten in der Pfanne lassen, bis der Feta leicht zerlaufen und warm ist.

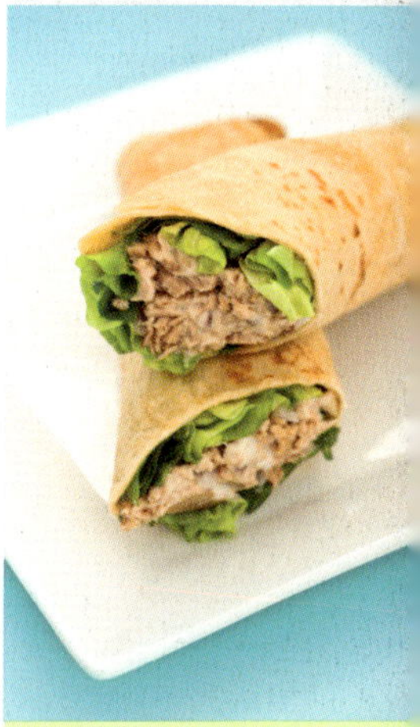

Thunfischwrap

Zutaten für 1 Portion

1 Tortilla-Wrap
1 EL saure Sahne
3 Salatblätter
2 Cocktailtomaten
½ Dose Thunfisch (in eigenem Saft)
Salz und Pfeffer

= **ca. 30 g Kohlenhydrate bei 270 kcal**

1. Den Wrap in einer beschichteten heißen Pfanne ohne Öl für 2 Minuten erwärmen. Alternativ geht auch die Mikrowelle.
2. Aus der Pfanne herausnehmen und mit saurer Sahne bestreichen.
3. Die Salatblätter waschen und abtrocknen, grob zerkleinern und auf den Wrap geben.
4. Tomaten in Scheiben schneiden und mit dem Thunfisch auf dem ganzen Wrap verteilen.
5. Mit Salz und Pfeffer würzen.
6. Den Wrap einrollen und in der Hälfte durchschneiden.
7. Für unterwegs einfach in Butterbrotpapier wickeln.

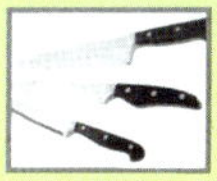

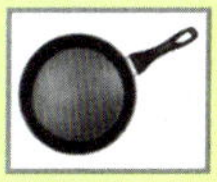

Alternative:
Statt Thunfisch können Sie auch gebratene Hühnchenbrust in Scheiben verwenden.

DIPS

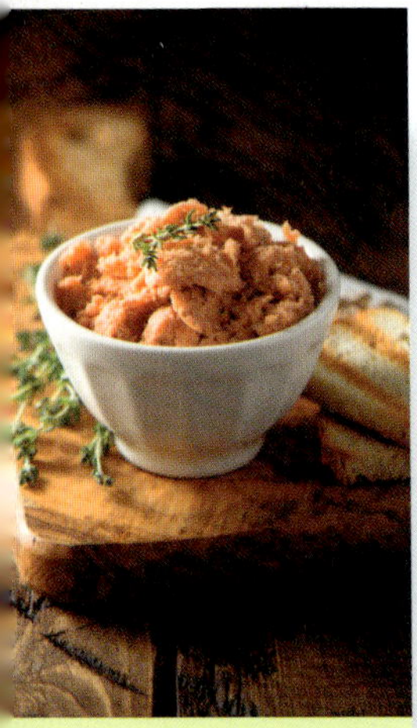

Thunfischdip

Zutaten für 1 Portion

100 g Quark (Halbfettstufe)
100 g Naturjoghurt
1 Dose Thunfisch
(in eigenem Saft)
1 EL Olivenöl
Zitronensaft
Salz und Pfeffer

= **ca. 10 g Kohlenhydrate und 520 Kalorien**

1. Quark und Naturjoghurt in einen Rührbecher geben. Thunfisch ohne Saft, Olivenöl und Zitronensaft dazugeben.
2. Mit dem Pürierstab kurz pürieren. Mit Salz und Pfeffer abschmecken.

Karotten, Paprika, Kohlrabi oder Salatgurke – in mundgerechte Sticks geschnitten – eignen sich hervorragend zum Dippen.

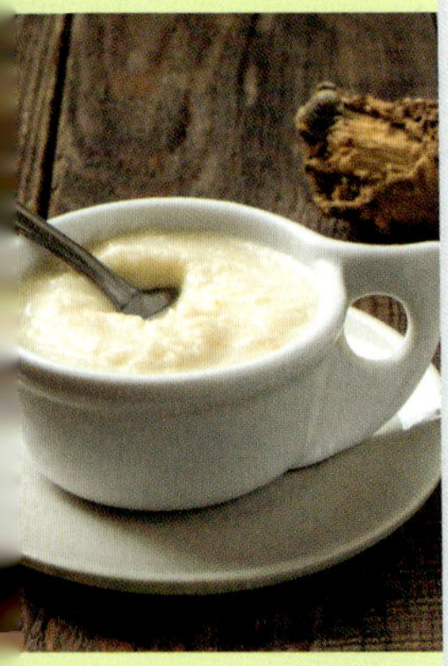

Meerrettichdip

Zutaten für 1 Portion

¼ säuerlicher Apfel
100 g Quark (Halbfettstufe)
100 g Naturjoghurt
1 TL Meerrettich
Zitronensaft
Salz und Pfeffer

= **ca. 11 g Kohlenhydrate bei 180 kcal**

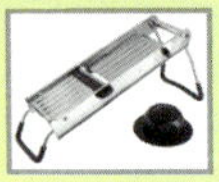

1. Das Apfelviertel in eine Schüssel reiben. Quark und Naturjoghurt unterrühren.
2. Geriebenen Meerrettich aus dem Glas dazugeben. Mit Zitronensaft, Salz und Pfeffer abschmecken.

Für einen intensiveren Geschmack: Verfeinern Sie Ihre Dips mit 1 TL Pesto aus dem Glas oder mit Kapern.

Avocadodip

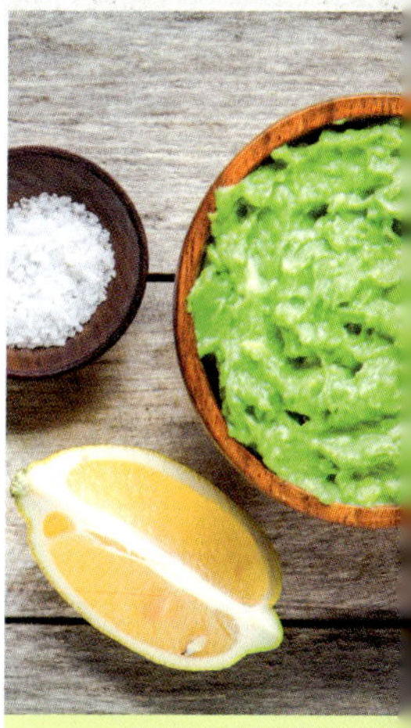

Zutaten für 1 Portion
1 reife Avocado
1 kleine Knoblauchzehe
Zitronensaft
Salz und Pfeffer

= **ca. 3 g Kohlenhydrate und 450 Kalorien**

1. Die Avocado halbieren, den Kern entnehmen und das Fruchtfleisch in einen Rührbecher füllen. Die Knoblauchzehe schälen und halbiert zur Avocado geben.
2. Alles mit dem Pürierstab cremig rühren. Mit Zitronensaft, Salz und Pfeffer abschmecken.

Oliven-Kräuter-Quark

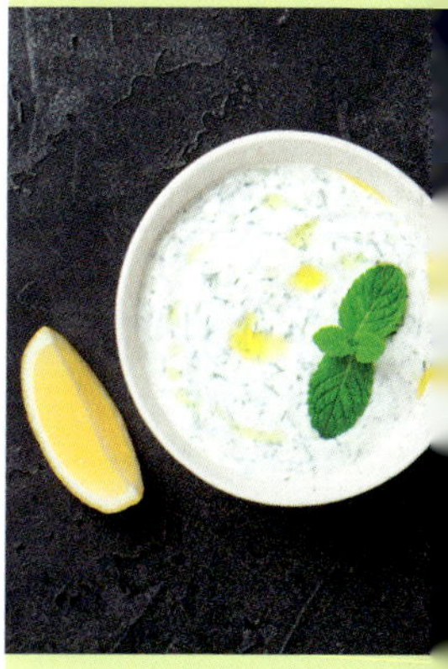

Zutaten für 1 Portion
1 Knoblauchzehe
3 EL schwarze entkernte Oliven
3 EL Kräutermix (tiefgekühlt)
250 g Quark (Halbfettstufe)
Zitronensaft
Salz und Pfeffer

= **ca. 14 g Kohlenhydrate und 440 Kalorien**

1. Knoblauchzehe schälen und halbieren, mit Oliven und Kräutern in den Pürierbecher geben.
2. Quark dazu und kurz mit dem Pürierstab vermengen. Mit Zitronensaft, Salz und Pfeffer aus der Mühle abschmecken.

Wussten Sie schon?
Bereits im Altertum sagte man der unscheinbaren Petersilie liebesberauschende Kräfte nach.

CANDLE-LIGHT-DINNER

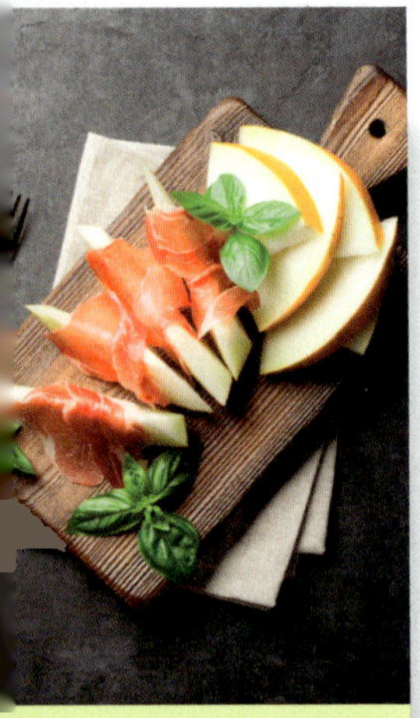

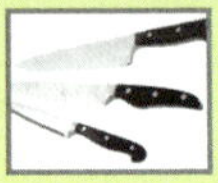

Prosciutto di parma con melone

Zutaten für 2 Portionen

½ Galia- oder Netzmelone
100 g Parmaschinken
etwas Zitronensaft
Pfeffer

= **ca. 13 g Kohlenhydrate und 127 Kalorien pro Portion**

1. Melone entkernen, in 8 dünne Schiffchen schneiden und das Fruchtfleisch von der Schale lösen. Jede Scheibe mit 1–2 Schinkenscheiben umwickeln.
2. Je 4 Melonen-Schinken-Schiffchen pro Teller anrichten und mit etwas Zitronensaft und Pfeffer würzen.

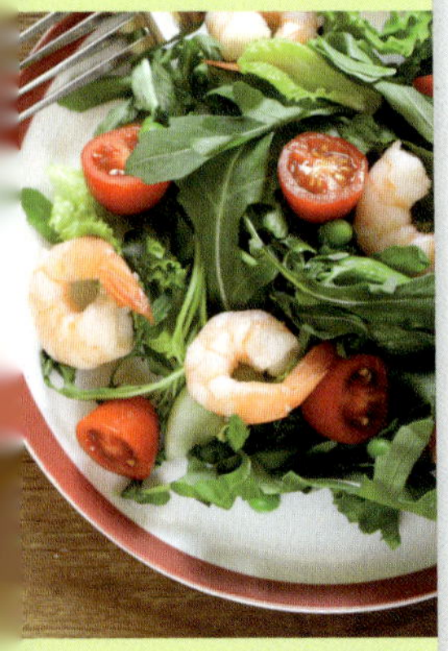

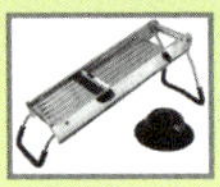

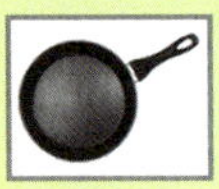

Insalata con scampi e chili

Zutaten für 2 Portionen

1 Romana-Salatherz
1 Karotte
6 Cocktailtomaten
4 EL Olivenöl
1 Msp. Chilipulver
10 Bio-Garnelen
2 EL Balsamico-Essig
Salz und Pfeffer

= **ca. 6 g Kohlenhydrate und 296 Kalorien pro Portion**

1. Den Salat waschen und klein geschnitten auf beide Teller verteilen. Die Karotte schälen und darüberraspeln. Die Cocktailtomaten halbieren und auf dem Tellerrand anrichten.
2. In einer Pfanne 2 EL Olivenöl und Chilipulver erhitzen, die Garnelen dazugeben und auf beiden Seiten rosa anbraten.
3. Aus 2 EL Olivenöl, Essig, Salz und Pfeffer ein Dressing anrühren und über den Salat träufeln. Die warmen Garnelen auf den Salat geben und sofort servieren.

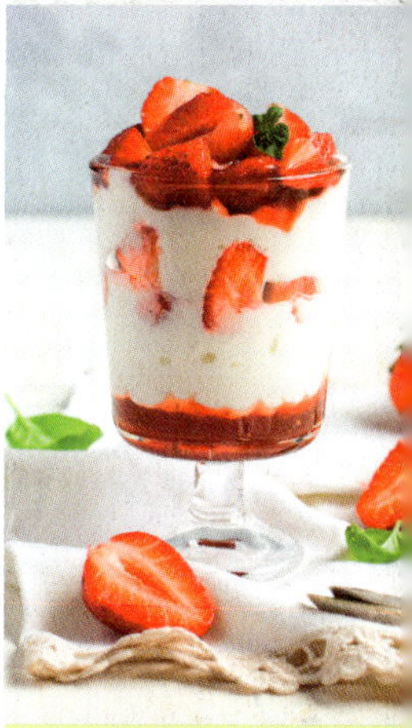

Crema di mascarpone con fragole

Zutaten für 2 Portionen

200 g Erdbeeren
1 Päckchen Vanillezucker
100 g Quark (Halbfettstufe)
50 g Mascarpone
1 TL Zitronensaft
100 ml Sahne
2 TL gehackte Pistazien

= **ca. 12 g Kohlenhydrate und 338 Kalorien pro Portion**

1. Die Erdbeeren waschen, den Strunk entfernen. Danach die Beeren vierteln, den Vanillezucker darüberstreuen und kurz ziehen lassen.
2. In einer Schüssel Quark, Mascarpone und Zitronensaft miteinander verrühren.
3. Die Sahne steif schlagen und unter die Quark-Mascarpone-Creme heben.
4. Die Erdbeeren in kleine Schälchen verteilen (4 Erdbeeren zur Dekoration beiseitelegen) und die Creme darübergeben. Je 2 Erdbeerstücke obenauf legen und mit den gehackten Pistazien bestreuen.

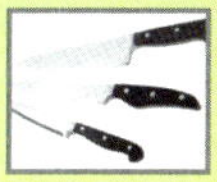

Bereiten Sie die Salatteller (ohne Dressing) bereits vor, dann müssen Sie während des Candle-Light-Dinners nur 3 Minuten in der Küche verschwinden, um die Garnelen anzubraten.

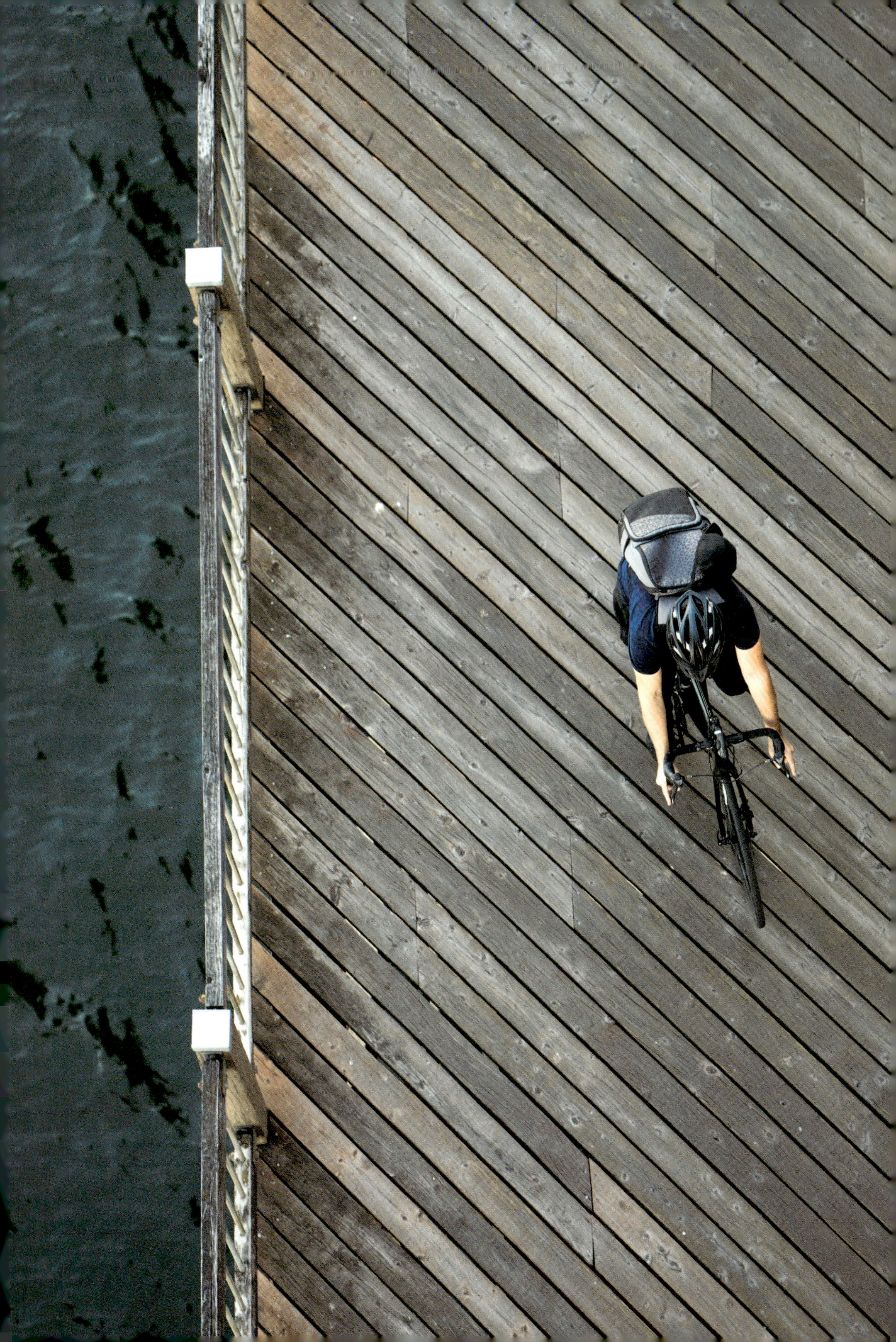

WISSENSWERTES

KALORIENVERBRAUCH

bei Sport- und Freizeitaktivitäten

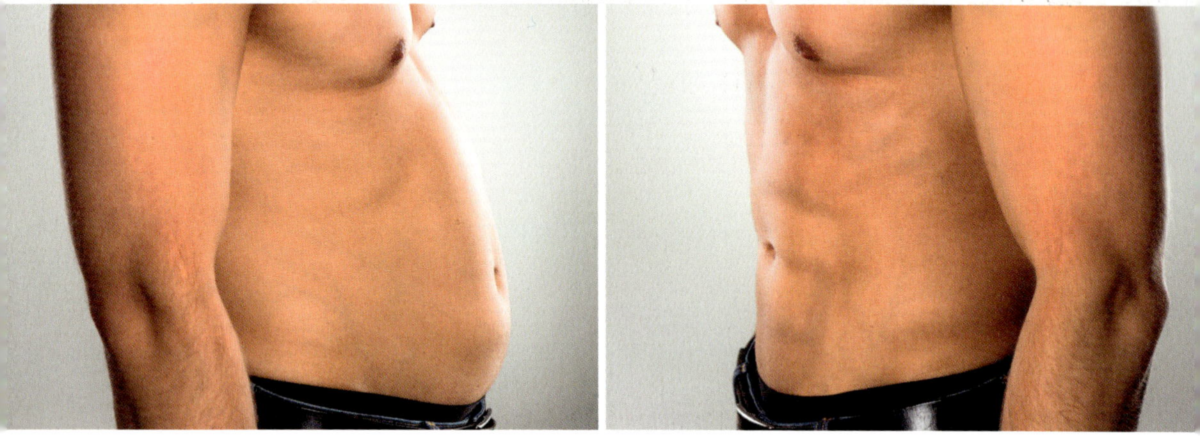

Kohlenhydratverbrauch und sportliche Aktivität

Je nach Fitnesszustand verbrauchen Sie eine unterschiedliche Menge an Kohlenhydraten (KH):

- Untrainierte mit niedriger sportlicher Belastungsintensität: 20 Gramm KH pro Stunde
- Hobbysportler mit gemäßigter sportlicher Belastungsintensität: 30 Gramm KH pro Stunde
- fitte Hobbysportler mit anstrengender sportlicher Belastungsintensität: 50 Gramm KH pro Stunde
- Leistungssportler: 60 bis 70 Gramm KH pro Stunde
- Leistungssportler unter Wettkampfbedingungen: 80 bis 110 Gramm KH pro Stunde

Eine exaktere Berechnung Ihres persönlichen Kohlenhydratverbrauchs lässt sich im Carb-Rechner von Franca Mangiameli und Heike Lemberger leicht vornehmen: https://www.my-lowcarb.com/carb-rechner-fuer-sport.html.

Für die Berechnung wird Ihr Alter, Ihre maximale Herzfrequenz und Ihre Trainingsherzfrequenz zugrunde gelegt. Also halten Sie beim nächsten Training mal kurz an und messen Sie Ihren Puls, am besten mit zwei Fingern am Handgelenk oder an der Halsschlagader. 15 Sekunden reichen, mit »4« multiplizieren und schon wissen Sie Ihre Trainingsherzfrequenz pro Minute.

Kalorienverbrauch pro 15 Minuten

(berechnet auf unterschiedliches Körpergewicht)

Sport- und Freizeit-aktivität	Gewicht 80 Kilo	Gewicht 90 Kilo	Gewicht 100 Kilo	Gewicht 110 Kilo
Badminton	90	102	113	124
Basketball	160	180	200	220
Beachvolleyball	160	180	200	220
Bergsteigen	140	158	175	193
Bergwandern (mit Gepäck ab 10 Kilo)	170	192	213	234
Bergwandern (ohne Gepäck)	140	158	175	193
Bogenschießen	70	79	88	97
Boxen (Punchingball)	120	135	150	165
Boxen (Wettkampf)	240	270	300	330
Eishockey	160	180	200	220
Fechten	120	135	150	165
Fußball (Hobby)	140	158	175	193
Fußball (Wettkampf)	200	225	250	275
Gewichtheben (Freihantel, Bodybuilding)	120	135	150	165
Golf	90	102	113	124
Gymnastik	80	90	100	110
Handball	240	270	300	330
Inlineskaten	240	270	300	330
Joggen	140	158	175	193
Judo	200	225	250	275
Kanufahren	80	90	100	110
Karate	200	225	250	275

Diese Daten sind entnommen aus dem ARD-Kalorienrechner in Zusammenarbeit mit der Deutschen Sporthochschule Köln.

KALORIENVERBRAUCH

bei Sport- und Freizeitaktivitäten

Sport- und Freizeit-aktivität	Gewicht 80 Kilo	Gewicht 90 Kilo	Gewicht 100 Kilo	Gewicht 110 Kilo
Kegeln/Bowling	60	68	75	83
Minigolf	60	68	75	83
Mountainbiken	170	192	213	234
Nordic Walking	154	174	193	212
Nordic Walking (4 km/h)	60	68	75	83
Nordic Walking (8 km/h)	160	180	200	220
Pilates	70	79	88	97
Radfahren (Ergometer 150 Watt)	140	158	175	193
Radfahren (Ergometer 250 Watt)	250	282	313	344
Radfahren (15 km/h)	80	90	100	110
Radfahren (25 km/h)	200	225	250	275
Reiten (Trab)	130	147	163	179
Ringen	120	135	150	165
Rodeln	140	158	175	193
Rudern	140	158	175	193
Schlittschuhlaufen	110	124	138	152
Schwimmen (Brust)	200	225	250	275
Schwimmen (Kraulen)	160	180	200	220
Segeln	60	68	75	83
Seilspringen	200	225	250	275
Skifahren alpin	100	113	125	138
Skilanglauf	140	158	175	193
Snowboard	100	113	125	138
Spazierengehen	60	68	75	83
Squash	240	270	300	330
Surfen	60	68	75	83

Sport- und Freizeitaktivität	Gewicht 80 Kilo	Gewicht 90 Kilo	Gewicht 100 Kilo	Gewicht 110 Kilo
Taekwondo	200	225	250	275
Tai-Chi	80	90	100	110
Tanzen (allgemein)	90	102	113	124
Tauchen	140	158	175	193
Tennis	140	158	175	193
Volleyball (Hobby)	80	90	100	110
Volleyball (Wettkampf)	160	180	200	220
Wandern	140	158	175	193
Wasserski	120	135	150	165
Yoga	50	57	63	69

Kalorienverbrauch pro 15 Minuten bei Sport- und Freizeitaktivitäten

Kalorienverbrauch pro 15 Minuten

bei Haushaltstätigkeiten (berechnet auf unterschiedliches Körpergewicht)

Haushaltstätigkeit	Gewicht 80 Kilo	Gewicht 90 Kilo	Gewicht 100 Kilo	Gewicht 110 Kilo
Einkaufen (zu Fuß)	46	52	58	64
Gartenarbeit (Spatenarbeit)	100	113	125	138
Heimwerken	60	68	75	83
Holzhacken	120	135	150	165
Kochen	50	57	63	69
Putzen/Staubsaugen	70	79	88	97
Rasenmähen	110	124	138	152
Renovieren (Bodenlegen)	90	102	113	124
Spülmaschine ein- und ausräumen	50	57	63	69

Diese Daten sind entnommen aus dem ARD-Kalorienrechner in Zusammenarbeit mit der Deutschen Sporthochschule Köln.

KOHLENHYDRATMENGE

in Lebensmitteln

Welche Lebensmittel liefern wie viele Kohlenhydrate?

Lebensmittel	Gramm/Liter/ Milliliter	Kohlenhydrate in Gramm	Kalorien in kcal
Apfel	125 g, mittelgroß	14,3	64,8
Apfelchips	20 g, Handvoll	13,7	65,2
Apfelsaft	200 ml	21,2	98,9
Baguette	150 g, Sandwich	76	372,1
Baguette	30 g, Scheibe	15,2	74,4
Balsamico-Essig	10 ml, 1 EL	0,6	2,4
Banane	125 g	26,7	118,9
Bier	0,3 l	9,4	127
Bier	0,5 l	15,6	211,5
Birne	125 g, mittelgroß	15,5	65,4
Blattsalat mit Dressing	100 g	1,7	79,1
Blattsalate, gemischte	100 g	1	13,6
Bohneneintopf	400 g	15,2	260
Bonbon	4 g	2,8	17,9
Brezel	70 g	48,	238
Brezel, große	300 g	205,8	1020
Brot / Weizenmischbrot	50 g, 1 Scheibe	22,5	109,3
Brötchen	45 g	22,8	111,6
Burger, groß	220 g	41	510
Butter	20 g	0,1	148,2
Champignons	30 g	0,1	4,6
Cherrytomaten	50 g	1,3	8,7
Cola	0,3 l	32,6	182,1
Cola	0,5 l	54	303,5
Croissant	70 g	31,4	355,7

Quelle: Bundeslebensmittelschlüssel (Online-Rechner Universität Hohenheim)

Lebensmittel	Gramm/Liter/ Milliliter	Kohlenhydrate in Gramm	Kalorien in kcal
Currywurst	150 g	0,5	409
Ei	60 g	0,4	92,6
Erdbeeren	100 g	5,5	32
Erdnüsse	50 g, Handvoll	4,7	289
Erdnussflips	100 g	45,2	529
Fischfilet	150 g	0,9	173,7
Fruchtjoghurt	250 g	35	250
Garnelen, frisch	100 g	0,8	101,6
Gemüse, gemischt	200 g	10	67
Gemüsespieß	100 g	7	85
Grillsauce / Ketchup	40 ml	12,6	58,5
Gummibärchen	60 g, Handvoll	46	204
Hackfleisch, gemischt	100 g	0,4	239,2
Haferflocken	15 g, 1 EL	9,5	55,5
Halsgrat	150 g	0,0	320
Hefeweizen	0,5 l	16,1	223,6
Hefeweizen, alkoholfrei	0,5 l	26,8	127,9
Heidelbeeren	20 g, 1 EL	1,6	8,4
Himbeeren	20 g, 1 EL	1	6,8
Himbeerfruchtschnitte	40 g	18,8	152
Hot Dog	150 g	30,3	311
Joghurt natur, 10 % Fett	250 g	8,5	290
Joghurt natur, 3,5 % Fett	250 g	10	163,9
Johannisbeersaft	0,2 l	31,1	134,8
Kaffee, schwarz	0,2 l	0	0
Karotte	100 g	4,8	25,8
Kartoffelbrei	250 g	28,8	210,4

KOHLENHYDRATMENGE

in Lebensmitteln

Lebensmittel	Gramm/Liter/ Milliliter	Kohlenhydrate in Gramm	Kalorien in kcal
Kartoffelchips	25 g, kleine Tüte	10	137,5
Kartoffelchips	100 g	40	535,9
Kartoffelsalat	200 g	24,6	240
Kartoffelsuppe	300 ml	25,2	245,9
Käse, Bergkäse	30 g	0	115,2
Käse, Blauschimmel, Rahmstufe	75 g	0,8	268,9
Käse, Emmentaler	30 g	0	115
Kaugummi, zuckerfrei	1 Streifen	0	0
Kekse, Butterkekse	50 g	30,9	240
Kiwi	45 g	4,8	27,4
Kohlrabi	150 g	5,5	36,9
Krautsalat	150 g	5,4	146
Kürbiskerne	10 g, 1 EL	1,4	56
Lakritze	60 g, Handvoll	51,7	225,3
Leberwurst	30 g	0,2	98,9
Makrele vom Grill	200 g	0	420
Marmelade	30 g, 1 EL	19,5	80,4
Mascarpone	25 g, 1 EL	0,1	43,6
Melone	75 g, 1 Stück	6,2	28,6
Milch	100 ml	4,8	64,3
Milchspeiseeis	200 g	27	170
Millirahmstrudel	100 g	27,9	223,9
Mineralwasser	1 l	0	0
Minestrone	300 ml	12,1	70,6
Moccacreme	200 g	23,5	230,8
Multivitaminsaft	0,2 l	25,3	125,7

Lebensmittel	**Gramm/Liter/ Milliliter**	**Kohlenhydrate in Gramm**	**Kalorien in kcal**
Müsliriegel	25 g	11,0	94
Nektarine	125 g	15,5	71
Nudeln, eifrei, gegart	200 g	60,7	299,2
Nudelsalat mit Mayonnaise	200 g	21,9	400
Obstsalat	150 g	29,4	129,1
Oliven, grün	30 g	0,5	43
Olivenöl	25 ml, 1 EL	0,1	220,4
Orangensaft	200 ml	17,6	89,9
Paprika	150 g	9,6	55,2
Pistazien	20 g, Handvoll	3,1	123
Pizza Salami	320 g	82	803
Pommes frites	200 g	52,3	554,4
Praline, gefüllt	10 g	4,2	50
Putenbrust, gebraten	100 g	0	106,6
Quark, Halbfettstufe	150 g	5,4	149,9
Quark mit Kräutern	250 g	29,5	283,2
Rinderroulade	150 g	2,4	257,7
Rosinenschnecke	120 g	70,4	402,7
Rostbratwürstchen	20 g, Stück	0	65,8
Rotwein	0,1 l	2,6	74
Sahne, 30 % Fett	200 g	6,4	576
Salatdressing	150 ml	6	42
Salatgurke	100 g	1,8	12,2
Salzstangen	250 g, 1 Packung	188	866
Schafskäse	30 g	0,0	71,0
Schinken, gekocht	30 g	0,3	34

KOHLENHYDRATMENGE

in Lebensmitteln

Lebensmittel	Gramm/Liter/ Milliliter	Kohlenhydrate in Gramm	Kalorien in kcal
Schinken, roh	30 g	0,4	34,9
Schnittlauch	20 g	0,3	5,4
Schnitzel, Wiener Art	250 g	14,8	358
Schokolade, Vollmilch	20 g	10,8	107,3
Schokolade, 85 % Kakao	20 g	3,8	107
Schokolade, Minitäfelchen, 80 % Kakaoanteil	30 g	5,4	120
Schokoladenpudding	150 g	26	150
Schokoriegel	45 g	28	226
Schweinenackensteak	150 g	0,0	325
Speckwürfel, gebraten	30 g, 1 EL	0	96,1
Tee, ohne Zucker	0,2 l	0	0
Thai-Suppe	500 ml	15	200
Tiramisu	125 g	40	300
Tomate	100 g	2,6	17,4
Tomaten, getr. in Öl	30 g	3	35
Tomatensaft	150 ml	3	22
Waffelschnitten	75 g, 1 Packung	48,9	367
Wasser	0,2 l	0	0
Weintrauben	150 g	23,4	106,5
Wiener Würstchen	100 g, 1 Paar	0,3	296,4
Wrap mit Hühnchen	70 g	37	395
Wurstaufschnitt	30 g	0,1	88
Zitronensaft	5 ml	1	5
Zucker	3 g	3	12,2
Zwiebel, roh	50 g, klein	2,5	14

Sie möchten es genauer wissen?

Worte wie »Portionsgröße« und »übliche Verzehrsmenge« sind von Mensch zu Mensch sehr unterschiedlich. Eine Scheibe Brot kann daumendick oder hauchdünn geschnitten sein. Ein Pastateller kann als XL-Variante oder in italienischer Primi-piatti-Größe auf dem Tisch stehen. Natürlich liefert die daumendicke Scheibe Brot oder der große Pastateller schnell doppelt so viele Kohlenhydrate wie die kleinen Portionsgrößen.

Bekommen Sie ein Gefühl für Ihre persönliche »übliche Verzehrsmenge«

Wenn Sie Ihren ganz persönlichen Kohlenhydratfallen auf die Schliche kommen möchten, dann empfiehlt es sich, dass Sie Ihre individuelle »übliche Verzehrsmenge« besser kennenlernen. So bekommen Sie den Überblick:

1. Wählen Sie Ihr Lieblingsgericht, in dem Sie viele Kohlenhydrate vermuten und das mehrmals die Woche bei Ihnen auf den Tisch kommt.

2. Machen Sie sich einmal die Mühe und stellen Sie Küchenwaage und Notizpapier bereit und wiegen Sie Ihre tatsächliche Menge an Nudeln, Brot, Reis etc. und notieren Sie sich die Grammangabe.

3. Anhand einer Nährwerttabelle erfahren Sie die Kohlenhydratmenge, die sich in 100 Gramm des Lebensmittels befinden. Nun rechnen Sie die Menge auf Ihre individuelle Portionsgröße um.

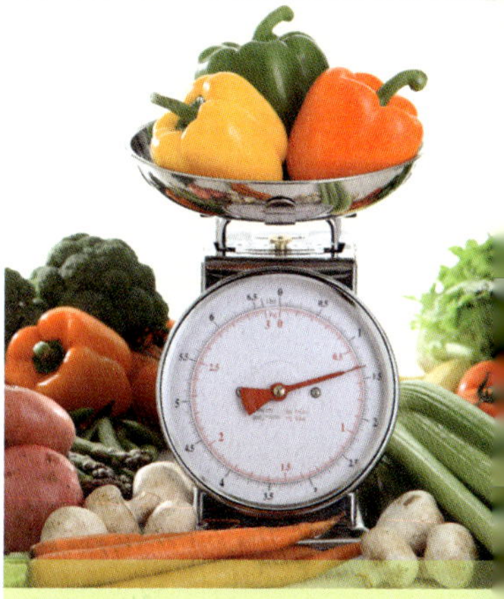

Es handelt sich bei den Kalorien- und Kohlenhydratangaben teilweise um Näherungswerte. Sie können je nach Anbieter und Produkt variieren.
Genaue Angaben entnehmen Sie bitte den Nährwertangaben auf der Verpackung des jeweiligen Produkts.

Noch mehr Lebensmittel und ihre Kohlenhydratmengen finden Sie im *LOGI-Guide* von F. Mangiameli, N. Worm und A. Knauer (systemed).

IHR VORRATSSCHRANK

Das sollte stets im Haus sein

Die Must-haves

Mit diesen Vorräten und Geräten im Haus sind Sie für die Ernährungsfallen, die im Alltag auf Sie lauern, gut gerüstet.

Haken Sie ab, was Sie bereits haben und schreiben Sie sich dann einen Einkaufszettel mit den noch fehlenden Dingen.

KÜHLSCHRANK

- ☐ Naturjoghurt
- ☐ Quark
- ☐ Milch
- ☐ frisches Obst
- ☐ gefülltes Gemüsefach (Tomaten, Radieschen, Gurke, Paprika)
- ☐ Schinken
- ☐ Hüttenkäse
- ☐ Agavendicksaft
- ☐ Kräuterquark
- ☐ Parmesan
- ☐ Mozzarella
- ☐ Feta
- ☐ Zitrone
- ☐ Sahne
- ☐ Eier
- ☐ Butter
- ☐ Leinöl
- ☐ Pesto
- ☐ Senf
- ☐ Ingwer
- ☐ Avocado

GEFRIERSCHRANK

- ☐ TK-Brokkoli
- ☐ TK-Erbsen
- ☐ TK-Bohnen
- ☐ TK-Spinat
- ☐ TK-Gemüsemix
- ☐ TK-Fischfilet natur
- ☐ TK-Kräuter
- ☐ TK-Beeren

KÜCHENHELFER

- ☐ Küchenmesser
- ☐ Pürierstab
- ☐ Küchenhobel
- ☐ beschichtete Pfanne
- ☐ Portionsbox für Gefriertruhe
- ☐ Frischhaltefolie
- ☐ Obst- und Gemüsebox
- ☐ Gemüseschaber
- ☐ Taschenmesser
- ☐ Wasserflasche
- ☐ Wasserkaraffe
- ☐ Lupe oder Lesebrille

VORRATSSCHRANK

- [ ] Thunfisch natur
- [ ] Kichererbsen
- [ ] Rote Linsen
- [ ] Kidneybohnen in der Dose
- [ ] Zartbitterschokolade (80 %)
- [ ] Fisch in Tomatensauce
- [ ] Salami im Frischepack
- [ ] Olivenöl
- [ ] Brotaufstriche
- [ ] Balsamico
- [ ] Fruchtaufstrich
- [ ] Nüsse
- [ ] Oliven
- [ ] Fruchtriegel
- [ ] Salz, Pfeffer
- [ ] Gewürze
- [ ] Studentenfutter
- [ ] Tomaten in der Dose
- [ ] gemahlene Mandeln
- [ ] getrocknete Tomaten
- [ ] getrocknete Früchte
- [ ] Vollkornbrot
- [ ] Kaffee
- [ ] Kichererbsenmehl
- [ ] Mandeln
- [ ] Pistazien
- [ ] Kaugummi
- [ ] Honig
- [ ] Rapsöl

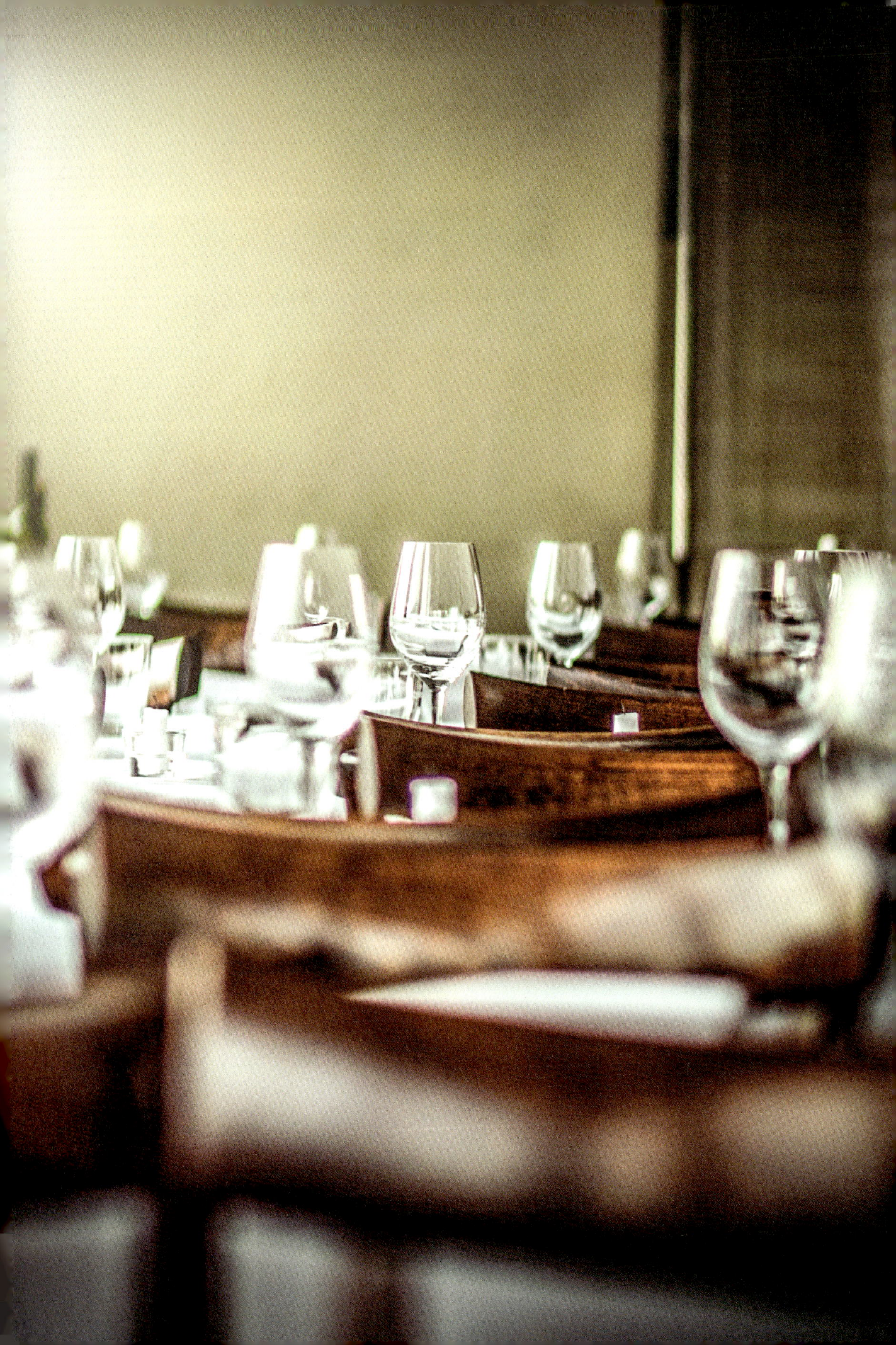

RESTAURANTFÜHRER

MENÜBEWERTUNG

Wie bewerte ich mein Essen?

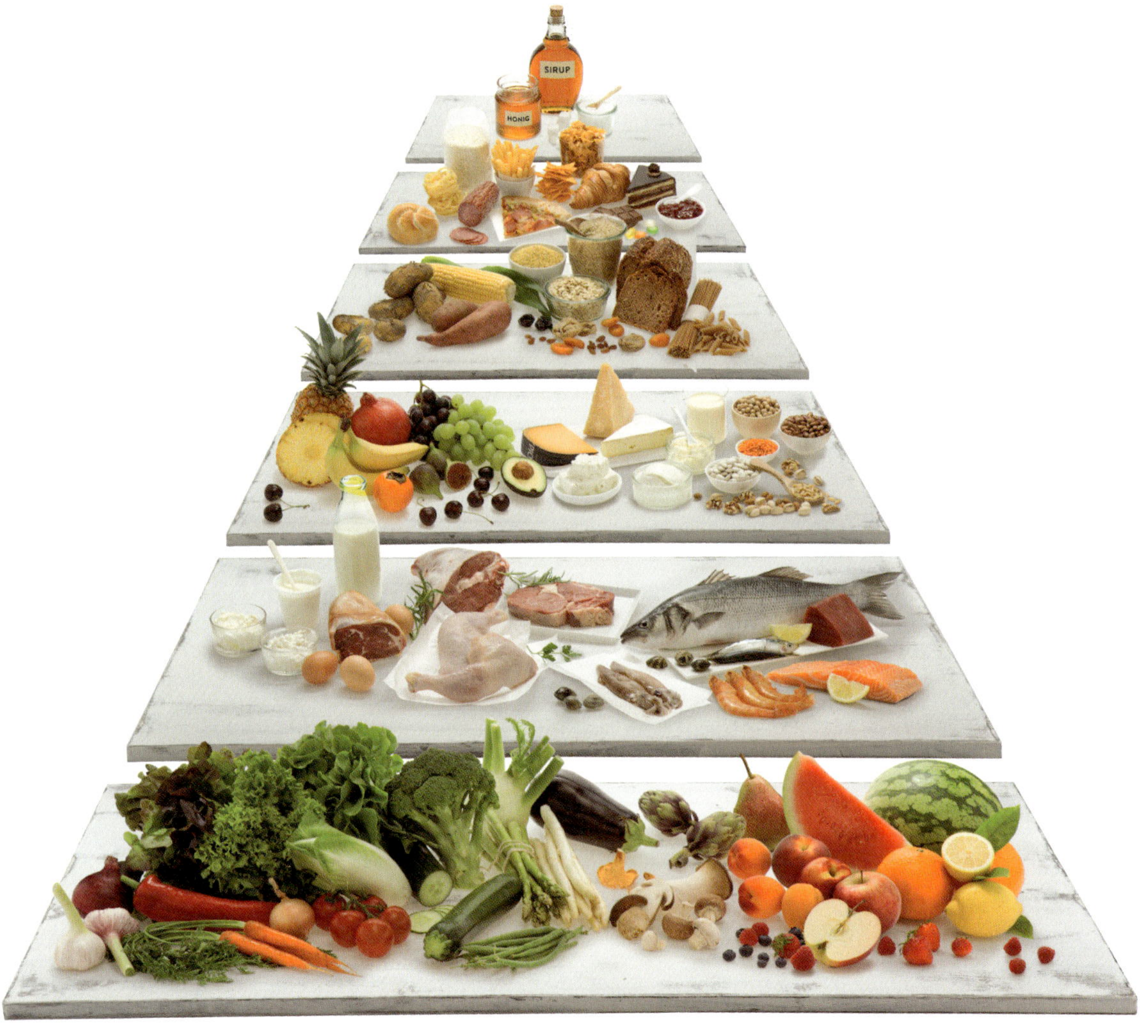

Bewertung nach der Flexi-Carb-Pyramide

Damit Sie im Restaurant nicht wieder in alte Gewohnheiten verfallen, soll Ihnen die Punktierung ● ● ● der einzelnen Gerichte helfen, das für Sie passende Gericht zu bestellen.

● Ganz im Sinne der Flexi-Carb-Pyramide!

Suchen Sie nach Gerichten mit einem hohen Gemüse- und Salatanteil. Wird das Ganze noch mit Fisch oder Fleisch kombiniert und halten sich die Beilagen Pommes frites, Bratkartoffeln, Nudeln und Reis in Grenzen, können Sie Ihr Gericht in Ruhe genießen.

● Vorsicht, Falle!

Dieses Gericht enthält einen hohen Kohlenhydratanteil. Dies ist nicht gut für Ihr »Bauch-weg-Projekt«. Schauen Sie sich nach einer schmackhaften Alternative um.

● Achtung, Beilagen!

Ersetzen Sie Bratkartoffeln, Pommes frites und Kroketten durch gegrilltes Gemüse oder Salat oder bestellen Sie einfach einen gemischten Salat dazu. Die Wahl der Beilagen entscheidet hier, ob Sie dieses Gericht bestellen sollten oder nicht.

GUTBÜRGERLICHE KÜCHE

In der deutschen Gaststätte

Die Fallen auf einen Blick:
1. Kartoffelvariationen
2. riesige Portionen
3. Beilagensalate

Suppen

Hausgemachte Tomatencremesuppe
mit Sahnehaube

Champignoncremesuppe
mit Sahnehaube

Kartoffelsuppe mit Würstchen
und Kräuterbrot

Wieso »kleiner« Hunger? Die Gerichte entsprechen einer Hauptmahlzeit und dürfen nicht unterschätzt werden.

Für den kleinen Hunger

Gebackener Camembert
mit Kräuterbrot, Preiselbeeren, Beilagensalat

3 Kartoffeltaschen
mit Frischkäse gefüllt, Sauce hollandaise, Kräuterbrot, Beilagensalat

2 Röstiecken
mit Räucherlachs, Krabbenrührei, Kräuterbrot, Sahnemeerrettich, Beilagensalat

Vorsicht bei Beilagensalaten! Salate aus der Konservendose liefern mehr Zucker als Vitamine.

2 Scheiben Schinkentoast »Hawaii«
Beilagensalat

Herrentoast
Schweinesteak, Tomaten, Zwiebeln, Kräuterbutter, Beilagensalat

Unsere Riesen-Schnitzel

Bitte bedienen Sie sich am Salatbuffet, als Beilage Bratkartoffeln oder Pommes frites.

Schweineschnitzel »Wiener Art«

Schweineschnitzel natur

Fleischspezialitäten

Zartes Hähnchenbrustfilet

mit feinem Gemüse umlegt,
holländische Buttersauce und Kroketten

Rumpsteak (250 g)

mit Zwiebelringen, hausgemachter Kräuterbutter,
Bratkartoffeln

Steakteller »Alter Wirt«

3 Schweinesteaks, geschmorte Zwiebeln, Speckbohnen,
hausgemachte Kräuterbutter, Bratkartoffeln,
Hausschnaps

Königsberger Klopse

in Kapernsauce und mit Salzkartoffeln

Typisch deutsch – RIESIGE Portionen! Den kleinen Hunger sollten Sie nicht mit einer Bärenportion stillen. Gibt es jemanden, der sich etwas mit Ihnen teilt?

Wenn das Schnitzel schon paniert ist, sollten Sie unbedingt auf Bratkartoffeln und Pommes frites verzichten. Man gestattet Ihnen bestimmt gerne einen zweiten Gang zum Salatbuffet.

Kartoffelparade! Kroketten, Bratkartoffeln, Pommes frites, Röstiecken, Kartoffeltaschen – fragen Sie nach Salzkartoffeln.

Fisch und Bohnen – hier treffen sich zwei hochwertige Eiweißlieferanten.

Fisch

3 Matjesfilets »Hannoversche Art«

mit frischen Zwiebelringen, Speckbohnen und Salzkartoffeln

Paniertes Seelachsfilet

mit Remouladensauce und hausgemachtem Kartoffelsalat

Seniorentrick: Machen Sie sich ausnahmsweise älter als Sie sind und genießen Sie die kleinere Portion.

Seniorenteller

Kleines Champignonrahmschnitzel

Salzkartoffeln, Salat vom Buffet

Schweinesteak

mit Rahmchampignons, Pommes frites, Salat vom Buffet

Sie haben noch Hunger auf eine Nachspeise? Bei diesen meist deftigen Hauptgerichten sollten Sie Ihrem Magen noch etwas Zeit geben. Nach 10 Minuten merken Sie, dass es mehr Appetit als Hunger ist.

Desserts

3 große Kugeln gemischtes Eis

Sahne

3 Kugeln Vanilleeis, flambierte Schattenmorellen

Sahne

Kaiserschmarrn

BEIM ITALIENER

Pizza – basta!

Die Fallen auf einen Blick:
1. Pizza
2. Weißbrot
3. Pasta

Antipasti - Vorspeisen

- Antipasti aus der Vitrine
- Prosciutto di Parma con Melone
  Parmaschinken mit Melone
- Carpaccio – Rinderfilet, hauchdünn
- Mozzarella Caprese
  Mozzarella mit frischen Tomaten
- Bruschetta
  Geröstetes Knoblauchbrot mit Tomaten und Basilikum

Hier findet sich oft eine hervorragende Auswahl an Vorspeisen, die der Pyramide entsprechen. Eine große Portion Antipasti lässt Sie oft Pizza und Pasta vergessen.

Vorsicht bei der »Brotkorbfalle«:
Das verführerische Weißbrot macht schnell die guten »Antipasti-Kombinationen« zunichte.

Zuppe - Suppen

- Zuppa pomodoro – Tomatensuppe
- Minestrone – Gemüsesuppe

Insalate - Salate

- Insalata Mista – Gemischter Salat
- Insalata di Pomodori
  Tomatensalat mit Zwiebeln
- Insalata di Tacchino
  Großer gemischter Salat mit Pute und hausgemachtem Dressing
- Insalata di Pesce
  Großer gemischter Salat mit gegrilltem Fischfilet und Scampis

Pasta – Nudeln

- Spaghetti Bolognese

- Tagliolini ai broccoli in bianco
  Feine Bandnudeln mit Brokkoli, Knoblauch, Olivenöl und Buttersauce

- Tagliatelle con Panna e Prosciutto
  Bandnudeln in Schinken-Sahne-Sauce

- Lasagne

Vorsicht, Frischefalle beim Spargel! Außerhalb der Saison lieber ein anderes Gericht wählen.

- Tagliatelle Quattro Stagioni
  Bandnudeln mit Sahne, Tomaten, Spargel und Vorderschinken

- Gnocchi al Gorgonzola

Pizza

- Pizza Margherita
  mit Tomatensauce und Käse *[1,4]

- Pizza Prosciutto e Funghi
  mit Tomatensauce, Pilzen *[2], Schinken *[1,2,3] und Käse *[1,4]

Das Einmaleins der Zusatzstoffe schlägt hier zu! Formvorderschinken, Analogkäse und geschwärzte Oliven – oft ist weniger Belag einfach mehr!

- Pizza Quattro Stagioni – mit Tomatensauce, Schinken *[1,2,3], Salami *[1,2,4], Pilzen *[2], Oliven und Käse *[1,4]

- Pizza Sardegna – mit Tomatensauce, Parmesankäse, Rucola, Parmaschinken und Käse *[1,4]

Carne - Fleisch

Alle Fleischgerichte werden mit Rosmarinkartoffeln, Zucchini mit Tomatensauce und Knoblauch serviert.

Verzichten Sie auf die Kartoffeln und fragen Sie stattdessen nach einer größeren Portion Gemüse.

Filetto della Casa – **Gegrilltes Rinderfilet auf Blattspinat mit Gorgonzola-Walnuss-Sauce**

Bistecca al Balsamico

Gegrilltes Rumpsteak auf Rucolablatt mit frischen Tomatenwürfeln, Rotwein- und Balsamicosauce

Pesce - Fisch

Orata Griglia – **Gegrillte Dorade mit Salatbeilage**

Calamari fritti

Gebackene Tintenfischringe mit Knoblauchsauce und Salatbeilage

Dolce - Desserts

Tiramisu

Panna Cotta

Käseplatte

** Zusatzstoffe in Speisen:*
Vorderschinken = Formvorderschinken, Oliven = geschwärzte Oliven, 1 = Konservierungsstoffe o. konserviert, 2 = mit Antioxidationsmittel, 3 = mit Geschmacksverstärker, 4 = mit Farbstoff

Die Spezialität des Italieners: Espresso oder Cappuccino als Dessertersatz. So vermeiden Sie die zuckrigen Desserts.

Sie sind bei Vor- und Hauptspeise den Kohlenhydraten gänzlich aus dem Weg gegangen? Dann genießen Sie ruhig eine kleine Portion Tiramisu - vielleicht teilt auch jemand mit Ihnen.

AMERICAN FOOD

Burger und Co.

Die Fallen auf einen Blick:
1. Kartoffelvariationen
2. Burger
3. Sandwiches

SANDWICHES

Alle Sandwiches mit Pommes frites.

Club Sandwich

Geräucherte Putenbrust, Gurke, Tomate, Salat

Italian Sandwich

Mozzarella, Tomate, Basilikum und Blattsalat

Tuna Sandwich

Thunfisch, Blattsalate, Tomaten

Alles Kartoffeln: knusprige Housepotatoes, Twisters, Pommes, hausgemachte Kartoffelchips, Ofenkartoffel, Home fries, Backkartoffel ...

Auch wenn Sie die genauen Unterschiede dieser Kartoffeln nicht kennen, die Überschrift verrät, dass es sich um Beilagen handelt, die Sie eher meiden sollten.

KARTOFFELN

Big baked potato

Große Backkartoffel mit viel Sour Cream und Salat

Hash browns

Bratkartoffeln mit Speck und Zwiebeln

American twisters

Home fries

French fries

SALATE

Caesar Salad – Römersalat mit gerösteten Weißbrotwürfeln, frisch geriebenem Parmesan, dazu original Caesar Dressing

American Delite – Gemischter Salat mit Lollo Rosso, geräucherter Putenbrust, Avocado, Champignons, Italian Dressing

American Steak Salad – Bunter Salat mit Streifen von gegrilltem Rumpsteak, dazu eine Ofenkartoffel mit Sour Cream

Der Salat sollte größer als die Ofenkartoffel sein.

SPECIALITIES

Homemade Chili con Carne – Hackfleisch und rote Kidneybohnen mit Käse überbacken, dazu Sour Cream

Chicken stars and stripes
Panierte Hähnchenbruststreifen mit Knoblauchdip, dazu wahlweise Salat, French fries, Twisters oder Home fries

Wenn Sie hier Salat wählen und sämtliche Kartoffelverführungen meiden, kommen Sie gut weg.

Fish and Chips
Fischnuggets, French fries und Remouladensauce

Vegetarian united starters
Zwiebelringe, gebackene Champignons, Mozzarellasticks, Home fries mit Sour Cream und BBQ-Dip

Vegetarisch heißt nicht immer, dass es gesund ist. Achtung: French fries!

Wieso nur ein kleiner Salat? Fragen Sie nach einem großen Salat und lassen Sie die Kartoffel in der Küche.

STEAKS

Alle Steaks inkl. einem kleinen Salat und wahlweise American twisters, Home fries, French fries oder Baked Potatoes mit Sour Cream.

American Rumpsteak – **250 g**

Steak with Onions and Mushrooms

250 g Rumpsteak mit geschmorten Zwiebeln und Champignons

Turkey Steak – **180 g Putensteak**

Bestellen Sie doch den Burger ohne die zwei Buns, dafür mit etwas mehr Salat. Schon gewinnt die Mahlzeit an Bonuspunkten.

BURGER

Alle Burger mit Salat, Tomate, Gurke, Zwiebeln und Sauce, dazu French fries, Home fries oder American twisters.

Das Verhältnis der Kartoffelbeilagen lässt die Pyramide kippen.

American Hamburger

Dieses Avocado-Extra macht den Santa-Fe-Burger zum Gewinner.

Santa Fe Burger

Burger aus reinem Rinderhackfleisch mit Käse, Guacamole und Salsa

Macho Burger

Doppelte Portion Rindfleisch mit Käse und Baconstreifen

DESSERTS

Entscheiden Sie sich für den Obstsalat: gleicher Preis, aber mehr Vitamine.

Fresh Fruit Salad and Ice cream – **Frischer Obstsalat mit Vanilleeis**

Apple Pie and Ice cream

Warmer Apfelkuchen mit Vanilleeis und Sahne

BEIM CHINESEN

Mit oder ohne Stäbchen?

Suppen

- Kung-Fu-Suppe scharf
  mit chinesischem Gemüse und Hühnerfleisch
- Chinesische Gemüsesuppe
  mit Glasnudeln

Vorspeisen

- Frühlingsrolle
- Krabbenchips
- Scharfer Kohlsalat
- Frittierte Teigtaschen
  mit Gemüsecurry gefüllt

Fisch und Meeresfrüchte

- Gebackener Fisch – süß-sauer
- Fisch
  mit chinesischen Pilzen und Bambus
- Gebratene Scampi – mit Gemüse

Huhn - Ente - Schwein - Rind

Huhn

- Hühnerbrust
  mit Cashewkernen und Gemüse
- Hühnerfleisch
  gebacken mit süß-saurer Sauce
- Hühnerfleisch
  gebraten mit Reisnudeln

Die Fallen auf einen Blick:
1. Reis
2. »süß-sauer«
3. gebratene Nudeln

Abstand von »süß-sauer«! Hier versteckt sich viel Stärke und Zucker.

Das Baukastensystem – der große Vorteil beim Chinesen. Stellen Sie Ihr Gericht ganz nach Ihrem Geschmack zusammen. Wählen Sie zwischen Huhn, Ente, Schwein oder Rind und kombinieren Sie mit der entsprechenden Gemüseauswahl und Gewürzen.

Fragen Sie nach Geschmacksverstärkern bzw. Glutamaten! Wenn mit Glutamat gekocht wird, sollten Sie künftig ein anderes Lokal wählen.

Ente

Knusprig gebratene Ente

mit scharf-saurer Sauce

Gebratene Ente – mit Gemüse

Reis-Spar-Tipp! Reis wird immer »automatisch« gereicht – aber Sie bestimmen, wie viel Sie davon essen. Genießen Sie erst einmal Ihr Gemüse und Fleisch, denn diese Portionen sind in der Regel bereits sehr groß. Sie werden überrascht sein, wie wenig Reis Sie dann noch brauchen.

Rind und Schwein

Gebratenes Rindfleisch

mit Brokkoli in pikanter Sauce

Scharf gebratenes Rindfleisch

mit frischem Gemüse und Zitronengras

Schweinefleisch

mit frischem Gemüse und Erdnusssauce

Schweinefleisch

mit frischer Paprika, Zwiebeln und Champignons

Keine fertigen Reis- oder Nudelgerichte wählen.

Eierreis und Nudeln

Gebratener Eierreis

mit Hühner-/Rind-/Schweinefleisch

Gebratene Nudeln

mit Hühner-/Rind-/Schweinefleisch

Der Fruchtcocktail kommt meistens aus der Dose. Nachfragen oder beim Nachbarn nach der Cocktailkirsche Ausschau halten – die verrät alles.

Desserts

Litschis

Fruchtcocktail

Banane – gebacken mit Honig

Vanilleeis – mit Schokosauce

BEIM JAPANER

Gerollte Leckereien

Suppen

Misosuppe – mit Tofu

Wakamesuppe – mit Wakamalgen

Vorspeisen und Salat

Kroepoek (Krabbenchips)

Spinatsalat – mit Sesamsauce

Seetangsalat – mit geröstetem Sesam

3 Saté-Spieße – Huhn + Sauce

10 gemischte Teigtaschen
gefüllt mit Gemüse auf Reis mit Chilisauce

Reisgerichte

Reis-Bowl mit Garnelen
Frühlingszwiebeln und Chilisauce

Reis mit Krebsecken[2]
Gurke und Chilisauce

Sushi (je 8 Stück)

Maki Rolls[2]

Futo Maki Rolls

California Rolls

Nigiri (2 Stück)

[2] Krebsfleischimitat, aus Fischmuskeleiweiß geformt

Die Fallen auf einen Blick:
1. »Running-Sushi«
2. Reis
3. Tempura

Etwas Warmes vorneweg. Ihr Körper freut sich bei den vielen kalten Sushis.

Wählen Sie »Seetang mit Sesam« - der extra Mineralienkick! Die kleinen Salatportionen reichen meistens nicht aus, um sich satt zu essen. Aber dank der Algen hat der Salat einen unvergleichlichen Geschmack.

Acht Stück sind okay, aber bitte kein »Running-Sushi«. Dort verlieren Sie den Überblick und haben schnell so viel Reis verzehrt, als hätten Sie zwei Hauptgerichte gegessen.

Achten Sie auf das Kleingedruckte und ordern Sie statt Krebsfleischimitat lieber nur Thunfisch- oder Avocado-Sushi.

Nehmen Sie Abstand von »süß-sauer« – hier versteckt sich viel Stärke und Zucker.

»Tempura« ist im Teigmantel Frittiertes – somit eine ungünstige Kombination.

Achtung bei Nudelgerichten: Der Gemüseanteil ist in der Regel sehr gering.

Spezialitäten

Fisch »süß-sauer«

Fisch

mit chinesischen Pilzen und Bambus

Scampi – mit Gemüse

Tempura-Garnelenspieße

mit Ananas und Zwiebeln in deftiger Tempurasauce und Reis

Tempura

10 gebackene Köstlichkeiten mit Fischfüllung auf Reis und süßlicher Chilisauce

Hähnchen-Saté-Spieße

mit Asiagemüse und Reis

Nudeln

Gebratene Nudeln

mit Asiagemüse

Nudeln

mit Asiagemüse und Hühnchen

Gebratene Nudeln

mit Kokossauce und Asiagemüse

BEIM GRIECHEN

Eine reichhaltige Küche

Die Fallen auf einen Blick:
1. Knoblauchbaguette
2. Kartoffelbeilagen
3. Kalamaris (frittierte Tintenfischringe)

Salate

- Frischer Krautsalat
- Eisbergsalat
  mit Thunfisch und hausgemachtem Dressing
- Griechischer Bauernsalat
  aus Eisbergsalat, Weißkohl, Tomaten, Gurken, Zwiebeln, Paprika, Oliven, Peperoni und Feta
- Gebratene Putenbrust auf Salat
  mit Tomaten, Gurken, Oliven und Peperoni
  mit Essig und Olivenöl

Wählen Sie ruhig einen großen Salat, ob mit Pute, Thunfisch oder nur knackig.

Suppen

- Bohnensuppe
- Gulaschsuppe

Entscheiden Sie sich zwischen Suppe und Salat - beides wird Ihnen sicher zu viel werden.

Vorspeisen

- Schwarze Oliven – aus Griechenland
- Frische Auberginencreme
  mit Knoblauch und Feta verfeinert
- Dicke Weißbohnen – in Tomatensauce
- Gebratene Auberginenscheiben
  mit Tsatsiki
- Gefüllte Weinblätter – mit Reis
- Tsatsiki (griechische Joghurtspezialität)
  mit Knoblauch und gehackter Gurke

Vorspeisen aus Gemüsen, die Sie nicht immer geboten bekommen. Sie dürfen auch gerne zwei oder drei kleine Vorspeisen wählen und dafür auf die anderen Gänge verzichten.

Probieren Sie die Spezialitäten aus Bohnen und Auberginen.

Diese Kohlenhydratbombe lassen Sie bei der guten Auswahl an anderen Vorspeisen bitte stehen. Kohlenhydrate und Fett – eine fatale Kombination!

Kombinieren Sie die Fleischgerichte mit einer Extraportion Salat und verzichten Sie auf die Kartoffelbeilage, dann können Sie hier wählen, was Ihnen schmeckt. Zurückhalten sollten Sie sich bei den Sahnesaucen.

Ob grün oder rot entscheidet bei den Hauptgerichten die Beilage. Salat ist grün. Kartoffeln, Reis und Kroketten sind rot.

Gegrillter Feta – mit Tomaten, Zwiebeln und Paprika

Muscheln in Tomatensauce – mit Feta

Gebratene Kalamaris – dazu Knoblauchcreme

Knoblauchbrot

Unsere Spezialitäten

Als Beilagen immer einen Salat und nach Ihrer Wahl: griechische Kartoffeln (Chips), Reis oder Kroketten.

Gemüsepfanne
mit Auberginen, Paprika, Zucchini, Champignons, Brokkoli und Zwiebeln, in Knoblauch gebraten und mit Käse überbacken

Pfefferrumpsteak
280–300 g, auf Sahnesauce mit frischem grünem Pfeffer

Gyros
Geschnetzeltes vom Schwein, direkt vom Spieß

Souvlaki – 2 Schweinefleischspieße

Putenbrustfilet
mit Feta, Putenstreifen, in Feta-Sahne-Sauce

Lammfilet in Spinat-Sahne-Sauce
mit Käse überbacken

Bifteki Feta
Großes Hacksteak, gefüllt mit Fetakäse

Grillteller Mykonos
Gyros, Rumpsteak, Schweinefilet, dazu Tsatsiki

Fischspezialitäten

Kalamaris
in zarter hausgemachter Panade,
gebraten mit Knoblauchcreme

Die größte Falle beim Griechen: in Öl frittierte Tintenfischringe mit Teighülle - ein wahres Fest für Ihren Bauchring.

Filet von der Dorade
Feines gegrilltes Doradenfilet mit Grillgemüse

Lachsfilet
saftig gegrillt, dazu Knoblauchcreme und Kräuterbaguette

Extrabeilagen

Beilagen aus Kohlenhydraten erhöhen Ihre Kohlenhydratbilanz unnötig.

Pommes frites/Kroketten

Reis auf Tomatensauce

Griechische Kartoffeln (Chips)

Folienkartoffel mit Tsatsiki

Ketchup oder Mayonnaise

Desserts

Griechischer Joghurt
mit Honig und Nüssen verfeinert

Auch Honig ist sehr süß und die Früchte sind meistens aus der Dose – entscheiden Sie sich lieber für eine Vorspeise als für ein zuckersüßes Dessert.

Gemischtes Eis
mit Früchten und Sahne

BEIM MEXIKANER

Ein Fest für die Sinne

Die Fallen auf einen Blick:
1. »Teighüllen« Enchilada, Burrito/Fajita
2. zusätzlich Reis
3. süße Saucen und Dips

Kartoffeln in dieser Form schon als Vorspeise?

Hülsenfrüchte sind eine gute Wahl, können aber bereits eine sättigende Mahlzeit sein.

Greifen Sie ruhig kräftig zu bei der bunten Auswahl an Salaten - aber Vorsicht bei den zuckrigen Saucen. Fragen Sie nach Essig-Öl-Dressing.

Fragen Sie nach mehr Salat und verzichten Sie auf den Reis. Mit den Teigtaschen sind die Kohlenhydrate gut vertreten.

Entradas – Vorspeisen

Tortilla Chips mit einem Dip Ihrer Wahl

Red Salsa, Guacamole, Sauerrahm, BBQ oder Knoblauch

El Paso's potatoe wedges – Knusprig gebackene Kartoffelspalten mit Schale, dazu Red Salsa und Sauerrahm

Chili con Carne

Bohneneintopf mit pikantem Gemüse und Rinderhackfleisch

Ensaladas – Salate

Salatvariation – mit Joghurtdressing, knusprige Chicken Fingers, gegrilltem Bacon und Apricot-Mustard-Dip

Gemischte Salate

mit Joghurtdressing, geriebenem Käse, serviert mit Chili con Carne in einer gebackenen Tortillaschale und Sauerrahmdip

Gegrillte Roastbeefstreifen pikant gewürzt

auf einem bunten Salatbett mit Cocktaildressing und roten Zwiebeln

Enchiladas

Gerollte weiche Tortillas, gefüllt mit Tomatensauce, mit geriebenem Cheddar-Mozzarella-Käse überbacken, dazu Sauerrahmdip, mexikanischer Reis und Salatbeilage

Enchiladas tres Amigos

mit mexikanischem Gemüse und Blattspinat

Enchiladas Classicas

gefüllt mit hausgemachtem Chili con Carne

Enchiladas con Pollo – mit Hähnchenstreifen und Gemüse

Burritos/Fajitas

Gefüllte, gebackene Weizentortilla, überzogen mit Sauerrahm und Red Salsa, serviert mit Salatbeilage und Guacamole

Chili Burrito

mit feurigem Hackfleisch, roten Bohnen, Mais, Zwiebeln

Seafood Burrito

mit Meeresfrüchten, Blattspinat und Knoblauch

Vegetarian Burrito

mit mexikanischem Gemüse und Cheddar-Mozzarella-Käse

Mexikanische Spezialitäten

Beef and Vegetables

Saftig gegrilltes Rumpsteak mit gemischtem Gemüse und Zwiebeln, dazu warmes Knoblauchbrot, serviert in der heißen Gusspfanne

Chicken Wings – Gebackene Hähnchenflügel mit Honig-Chili-Sauce überzogen, BBQ-Sauce zum Dippen und Wedges mit Sauerrahmdip

Eine Mischung aus süßen Saucen und fettigen Kartoffeln.

Scampi and Vegetables

In Knoblauchbutter gebackene Scampi mit gemischtem Gemüse und Zwiebeln, dazu warmes Knoblauchbrot, serviert in der heißen Gusspfanne

Beef Chimichanga

Weiche Tortillatasche, gefüllt mit gebratenen und marinierten Rindfleischstreifen, grünen und roten Bohnen, Tomaten, Mais, Zwiebeln und Käse, dazu Sauerrahm zum Dippen

Spareribs

Saftig gebackene Rippchen mit Honig-Chili-Sauce überzogen, dazu BBQ-Sauce zum Dippen und eine Ofenkartoffel mit Kräuterquark

Tortilla als Vor-, Haupt- und Nachspeise? »Süß und fettig« - diese Kombination lieber nicht.

Postres - Nachspeisen

Tortilla Cup

Vanilleeis mit Karamellsauce und Sahne, in knuspriger Tortillaschale

Chimichanga con Helado

Außen warm und knusprig, innen eiskalt: gebackene Tortilla gefüllt mit Vanille- und Schokoladeneis

Pineapple Boot

Geviertelte Ananas, frisch aufgeschnitten mit Honig mariniert, dazu Sahne und Vanilleeis

BEIM INDER

Würzig, scharf, exotisch

Suppen

- Dal Shorba – Linsensuppe mit Koriander
- Subji Shorba – Gemüsesuppe mit indischen Kräutern
- Mulligatawn – Currysuppe mit Hühnerfleisch und Reiseinlage

Salate

- Chota Salad
  Kleiner bunter Salatteller
- Tandoori Chicken Salad
  Großer Salat mit gegrilltem Hähnchenfleisch
- Exotic Panir Salad
  Großer Salat mit Rahm und Früchten

Vegetarische Gerichte mit Basmati-Reis

- Dal Makhani – Verschiedene Linsen gebraten in Butter mit Knoblauch, Ingwer und Tomaten
- Tarkari – Frisches gemischtes Gemüse
- Shahi Bengan
  Auberginen mit Rahmkäse, Mandeln und frischen Erbsen in feiner Sauce

Indische Spezialitäten mit Basmati-Reis

- Chicken Korma – Hühnerfilet in einer milden Sauce aus Mandeln, Cashew, Käse und Sahne
- Chicken Tikka Masala – Hühnerfilet in Tomaten-Zwiebel-Sauce

Die Fallen auf einen Blick:
1. Reis
2. Fladenbrot
3. Mango Lassi

Exotische Salatkombination mit Obst – sofort probieren.

Eine tolle Auswahl an Gemüse – hier brauchen Sie in der Regel keinen Reis mehr dazu.

Bei zu viel Reis und zu wenig Gemüse steht trotz guter Zutaten die Pyramide schnell auf dem Kopf.

Lamb Masala mit Gemüse
Lamm zubereitet mit Ananas, Paprika, Tomaten, frischem Ingwer, Knoblauch, exotischen Gewürzen

Riesengarnelen
mit Tomaten, Zwiebeln, Paprika, Knoblauch und Ingwer im eigenen Saft gebraten

Leider ganz ohne Gemüse.

Tandoori Chicken
2 Hähnchenkeulen, 24 Stunden in Joghurt und Gewürzen mariniert und im Tandoori-Ofen am Spieß gegrillt

Vegetable Tikka
Frisches Gemüse und Rahmkäse, mariniert in Joghurt und zahlreichen Gewürzen, gegrillt im Tandoori-Ofen

Achtung, Beilagen! Lassen Sie bewusst die Beilagen links liegen bei der großen Auswahl an gemüsereichen indischen Spezialitäten.

Beilagen

Bhatura – Frittiertes Ballonbrot aus Weizenmehl

Naan – Fladenbrot im Tandoori-Ofen gebacken

Garlic Naan – Tandoori-Brot mit Knoblauch

Papadam – Brot aus Bohnenmehl (2 Stück)

Eine extra Portion Eiweiß. Das sollten Sie unbedingt einmal probieren.

Raita – Gewürzter Joghurt mit Gurken

Desserts

Eiweiß und Vitamine – eigentlich eine ideale Kombination. Bestellen Sie Ihren Lassi unbedingt OHNE Zucker.

Mango Lassi – Mango-Joghurt-Getränk

Shiri Kand – Früchte in Joghurt und Honig

Mango Cream – Cremiges Mangoeis

IM STEAKRESTAURANT

Rind oder Lamm?

Salatbar

Kleiner Teller

Großer Teller

Suppen

Gulaschsuppe

nach argentinischer Art mit frischem Paprika und edlen Gewürzen

Argentinische Bohnenfleischsuppe

Herzhaft-fleischige Kidneybohnen, scharf abgeschmeckt

Vorspeisen

Knoblauchbrot

überbacken, mit Kräuterbutter und Gouda

Scampis Chili

mit Knoblauch und Chilischoten in Olivenöl, aus dem heißen Ofen

Empanadas Criolla

Argentinische Teigtaschen gefüllt mit Hackfleisch, dazu Knoblauchsauce

Vom Rind

Hüftsteak – 150 g

Rumpsteak – 200–300 g

Ribeye-Steak – 200 g

Chateaubriand – 350–500 g

T-Bone-Steak – mindestens 600 g

Die Fallen auf einen Blick:
1. Beilagen
2. Steakgröße
3. »Tellergerichte«

Steakhouse-Bonus: Ohne Salat geht hier gar nichts. Wählen Sie ruhig den großen Teller.

Trauen Sie sich ruhig ran an die Hülsenfrüchte – diese kommen viel zu selten auf den Tisch. Als Eintopf in Kombination mit Fleisch sind sie aber schon eine sättigende Mahlzeit.

Kleines Steak-Abc:

Hüftsteak: klein, aber fein, 2–3 cm dick, 150 g.

Rumpsteak: herzhaft mit schmalem Fettrand.

Ribeye-Steak: für den kleinen Appetit – mit kleinem Fettauge in der Mitte, 2 cm dick, ca. 200 g schwer.

Chateaubriand: 350–500 g, Filetsteak, gerne für zwei Personen.

T-Bone-Steak: 4 cm dick, ca. 600–700 g. Keine Kartoffelbeilage nötig!

Vom Schwein

Schweinefilet – 300 g

Vom Lamm (aus Neuseeland)

Lammrückensteak – 300 g

Lammfilet – 300 g

Von der Pute

Frisches Putenbruststeak – 300 g

Erst zum Salatbuffet! Steht der Grillteller erst einmal vor Ihnen, fällt der Gang zur Salatbar sehr schwer.

Grillspezialitäten

Schweinerückensteak

200 g, überbacken mit Ananas und Käse, dazu Pommes frites und Preiselbeeren

Vorsicht, Beilagen! Bei Tellergerichten summieren sich schwere Kartoffelbeilagen mit viel Fleisch. Der Salat fehlt hier komplett.

Grillteller

Argentinisches Hüftsteak, Schweinerücken- und Putensteak, mit Grilltomate, Kroketten und Pfeffercremesauce (zusammen ca. 330 g)

»Etwas Vegetarisches«

Gemüseplatte

Brokkoli, Delikatessgemüse und frische Champignons mit gedünsteten Zwiebelringen

Beilagen

Grilltomate

mit einer Haube von geriebenem Parmesankäse

Prinzessbohnen – mit Speck

Mexikanische Chilibohnen

mit frischer Peperoni und Speck

nach Western-Art

Brokkoli – mit Sauce béarnaise

Delikatessgemüse

Grillkartoffel

mit Kräuterbutter oder Sauerrahm

Gratinierte Kartoffeln

mit Käse überbacken

Chilenische Kroketten (2 Stück)

Frittierte Kartoffeltasche mit Gemüsemaisfüllung

Pommes frites

Kartoffelkroketten

Desserts

Vanilleeis mit heißen Himbeeren

Birne Helene

Vanilleeis mit Birne und heißer Schokoladensauce

Was für eine große Auswahl - hier finden Sie sicher etwas nach Ihrem Geschmack.

Sie haben eine riesige Auswahl an Steak, Salat und Gemüse - lassen Sie die Kartoffelbeilagen doch einfach mal weg. Und wenn es doch unbedingt Kartoffel sein soll, dann bitte die Grillkartoffel.

Gesüßtes Obst aus der Konserve in Kombination mit Schokolade.

STICHWORTREGISTER

BILDNACHWEIS

shutterstock 2: margouillat photo; 3: HAKINMHAN; 6: New Africa; 8: anetta; 10: duuu crnkovic; 12: Elena Veselova, kurhan; 14: Dima Sikorsky; 17: G-Stock Studio; 19: zefirchik06; 20: Foxys Forest Manufacture; 23: Victoria43; 24: forden, Evgeny Karandaev; 31: stockcreations; 32: Cozine; 36: Lacosteman; 38: Nanisimova; 39: M.Volkova; 40: Stanisic Vladimir; 42: Iryna Denysova; 44: Flamingo Images, Africa Studio; 46: Maren Winter; 47: Lithiumphoto; 49: studio2sim; 50: George Rudy; 53: Mateusz Gzik; 54: Africa Studio, Macrovector; 55: Natalia Mylova; 56: Evgeny Karandaev; 58: KJ Kohs; 60: Mark Skalny; 62: MaraZe; 65: Ratov Maxim; 66: Andriiii; 68: Shebeko; 69: YARUNIV Studio; 70: Thaiview; 71: AleksandraN; 72: bogdandimages; 74: N.Vector Design; 75: nelea33; 76: baibaz; 77: 5PH; 78: Dan Kosmayer; 79: Nor Gal; 80: Oksana Mizina; 82: Dan Kosmayer; 84: TZIDO SUN; 86: meaofoto; 87: Anna Hoychuk; 90: Artem Shadrin, Trong Nguyen; 92: Blackregis; 96: beats1; 100: Silberkorn; 102: Ivanko80; 103: AH Images; 108: Jiri Hera; 110: Alfira; 114: vengerof; 122: Elina Manninen, Gulsina; 123: Anastasia Turshina, photosimysia; 124: HandmadePictures, bonchan; 125: hlphoto, YuliiaHolovchenko; 126: Ildi Papp; 127: MariaKovaleva; 128: margouillat photo; 129: Tatiana Frank; 130: Oksana Mizina; 131: Irina Rostokina, Ekaterina Markelova; 132: Liv friis-larsen; 133: Charlotte Lake; 134: Tema_Kud; 135: YARUNIV Studio; 136: Sloniki; 137: vengerof; 138: Anna Hoychuk; 139: Fischer Food Design; 140: YARUNIV Studio; 141: 3523studio; 142: MariaKovaleva, 13Smile; 143: Ekaterina Kondratova, Julia Sudnitskaya; 144: Evgeny Karandaev; 145: Anna Shepulova; 146: Vitpho; 148: Andrey_Popov; Hintergrund: shutterstock/Guenter Albers

istock 89: Michael Bodman, Elena Elisseeva; 144: olgakr; 157: Skip ODonnell; 160: deepblue4you

Adobe Stock 4: Alessia Epp; 21: ostromec; 25: mika68; 31: Sunny Images, robynmac, Birgit Reitz-Hofmann, HL-Photo; 33: Alterfalter; 38: Dusan Zidar; 41: Quade; 42: PeJo; 43: anweber, Jörg Beuge, bluesky6867; 48: pressmaster, womue; 52: Studiotouch, Thaut Images, 56: Luftbildfotograf; 57: Dmytro Tolokonov; 59: cantor pannatto; 64: Luiz Carlos, robert paul; 82: Charlotte Erpenbeck, Viktor, herbertfrost; 83: Olivier Tuffé; 88: Jan Schuler, DanielaEvaSchneider; 89: Bartlomiej Nowak; 94: styleuneed; 95: Andrey Saprykin; 98: sil007, Christian Jung; 104: Pavel Losevsky; 105: Birgit Reitz-Hofmann, Doc-RaBe; 106: Isabelle Barthe; 109: FotoLyriX; 112: Franz Pfluegl; 113: sil007, Foto66, UMA, Rob Stark; 116f: Rob Stark; 118f: Daniel Vöckler; 120f: Noam

privat 4: Thomas Wilhelmi

Bibliografische Information der Deutschen Nationalbibliothek
Die Deutsche Nationalbibliothek verzeichnet diese Publikation in der Deutschen Nationalbibliografie. Detaillierte bibliografische Daten sind im Internet über http://dnb.d-nb.de abrufbar.

Für Fragen und Anregungen
info@rivaverlag.de

Wichtiger Hinweis
Dieses Buch ist für Lernzwecke gedacht. Es stellt keinen Ersatz für eine individuelle medizinische Beratung dar und sollte auch nicht als solcher benutzt werden. Wenn Sie medizinischen Rat einholen wollen, konsultieren Sie bitte einen qualifizierten Arzt. Der Verlag und der Autor haften für keine nachteiligen Auswirkungen, die in einem direkten oder indirekten Zusammenhang mit den Informationen stehen, die in diesem Buch enthalten sind.

1. Auflage 2020

Nymphenburger Straße 86
D-80636 München
Tel.: 089 651285-0
Fax: 089 652096

Dies ist eine überarbeitete Neuausgabe. Die Originalausgabe erschien 2011 im systemed Verlag.

Redaktion: Viktoria Celik
Umschlaggestaltung: Sonja Vallant
Umschlagabbildungen: shutterstock/anetta, shutterstock/Guenter Albers
Layout und Satz: inpunkt[w]o, Haiger (www.inpunktwo.de)
Druck: Florjancic Tisk d.o.o., Slowenien
Printed in the EU

ISBN Print 978-3-7423-1223-5
ISBN E-Book (PDF) 978-3-7453-0898-3
ISBN E-Book (EPUB, Mobi) 978-3-7453-0899-0